Petra Endres

Wir wollen leben

Suizid in der Familie bewältigen

BALANCE **erfahrungen**

Petra Endres

Wir wollen leben

Suizid in der Familie bewältigen

Die Jahre bringen einem vieles bei,
wovon die Tage nichts ahnen.

Aus dem Film: Shadows in the sun

Für meine Kinder Simon, Kim und Jaro

Prolog

Hannah sitzt im Tragetuch und Tim will in keine weitere Buchhandlung mehr. »Komm, Tim, nur diese eine noch, dann fahren wir heim.« Er lässt den Kopf hängen, ich ziehe ihn hinter mir her. »Nur noch hier, ich schwör's.« Sämtliche Buchhandlungen haben wir schon abgeklappert, keine hat das, was ich brauche.

»Ich suche ein Erfahrungsbuch, wo finde ich das?«

»Erste Etage. Wenn Sie die Treppe hochkommen, einfach geradeaus.«

In der Auslage wieder Titel wie: »Kai lacht wieder«, »Sina spricht wieder« ...

»Kann ich Ihnen helfen?« Die zwei munteren Augen einer älteren Dame schauen mich freundlich an.

»Ich suche ein Buch.«

Sie lacht: »Das habe ich mir gedacht.«

»Ich suche ein Buch, in dem jemand erzählt, dass er den Suizid des Partners überlebt hat.«

Für den Bruchteil einer Sekunde berührt sie meinen Unterarm: »Kommen Sie, wir schauen im Computer nach.«

Die anderen haben es dort auch schon versucht. Sie wird nichts finden. »Mama!«, jammert Tim und lässt sich auf den Boden fallen. Sie stoppt die Eingabe in den Rechner und zaubert ein Bonbon aus der Schublade. Ein kleines Lächeln huscht über Tims Gesicht. Erneut gibt sie Schlagwörter unterschiedlichster Kombination ein, doch dann seufzt sie und sieht mich an: »Nein, leider nur Fachbücher, tut mir wirklich leid.«
»Schade«, antworte ich enttäuscht. »Komm, Tim.« Ich reiche ihm die Hand und ziehe ihn hoch, Hannah ist im Tragetuch eingeschlafen.
Hat das denn niemand überlebt, warum erzählt keiner? Resigniert erreiche ich die Treppe, als laut hinter mir ein »Hallo! Halloo!« ertönt. Hoffnungsvoll drehe ich mich um. Den Arm winkend erhoben, steht die Buchhändlerin vor ihrem Infostand: »Schreiben ... schreiben Sie doch selbst eins!«
Ungläubig winke ich ab. Doch sie nickt, als wolle sie ihre Worte unterstreichen. Ich lächle ihr zu, absurd, denke ich, nehme zwei Stufen auf einmal.

Sieben Jahre später, Tim ist elf Jahre, seine Schwester Hannah acht und der kleine Bruder drei, stehen sie mit meinem zweiten Mann auf der Straße, jeder mit einer Blume in der Hand.
»Und?«, fragt er mich, seine braunen Augen lächeln.
»Bestanden!«, rufe ich und werfe die Arme hoch, die Kinder hüpfen auf und ab, ich werde gehalten und gedreht, alle freuen sich, dass ich endlich mein Diplom in der Hand habe.
Ich hatte es damals gewagt und einen Studienplatz bekommen. Nachdem ich mein Thema für die Diplomarbeit eingereicht hatte, bat mich mein Professor zum Gespräch, ernst und eindringlich

sah er mich an: »Sie wissen, dass wir es nicht gerne sehen, wenn das Thema der Diplomarbeit aus persönlichen Erfahrungen gespeist wird.«

Ich lächelte: »Ich weiß.«

Er räusperte sich: »Die Gefahr, dass durch das Arbeiten am Thema zu große persönliche Schwierigkeiten auftreten, ist einfach hoch.«

Wir sahen uns an: »Machen Sie sich keinen Sorgen, der Boden unter meinen Füßen ist stabil.«

Bedächtig schenkte er mir ein Lächeln: »Wenn's Probleme gibt, Sie wissen, wo Sie mich finden.« Gleichzeitig standen wir auf, gaben einander die Hand.

»Wie war noch mal der genaue Wortlaut des Titels?«

»Papa hat sich umgebracht. Mama, wie lang weinst du noch? Suizid in der Familie.«

Er drückte meine Hand: »Viel Erfolg!«

In dem halben Jahr, in dem ich mich schriftlich mit unserer Vergangenheit auseinandersetzte, entdeckte ich meine Freude am Erzählen, ich begann zu ahnen, dass Worte, ja, dass das geschriebene Wort Kraft besaß.

Die Sonne scheint, es ist ein herrlicher Sommertag. Tim ist 19, hat gerade sein Abitur gemacht und wird jetzt für ein Jahr in den USA leben. Ich seufze, als er mit dem Rucksack vom Speicher herunterkommt: »Der?«, fragt er.

»Ja«, antworte ich.

Er zwinkert mir zu: »Ich komm doch wieder.«

In meinem Büro befördert der Drucker die letzte Version meines Manuskriptes hervor. Ich setze mich an den Schreibtisch, drau-

ßen im Garten alles grün. Der Drucker verstummt, die Blätter sind warm.
»Fertig?«, fragt Tim und streckt seinen Kopf herein. Er ist ein Mann, der kleine Tim ist lange schon fort und dennoch, Liebe gedeiht im Wandel.
»Ja.«
Er setzt sich aufs Sofa: »Ist sie so anders als die Version, die du mir zum 18. Geburtstag geschenkt hast?«
Immer noch warm die Seiten in meiner Hand. »Lies und urteile selbst!« Ich reiche ihm den Packen Papier.
»So viel Arbeit hast du in den letzten Jahren da hineingesteckt ...«, sagt er leise und schaut mich an.
»Dank euch war es möglich«, antworte ich und mir fallen Sätze der Kinder ein, die in all den Jahren immer wieder kamen: »Wie? Du fängst wieder von vorne an? Mama, ist es jetzt verkauft? Mama, gib nicht auf, du schaffst das. Wie, die wollen das nicht? Wie lange dauert denn das?«
Er lächelt, gibt mir einen Kuss: »Ich lese jetzt und dann ...«
Ich sehe ihm nach, wie er den Flur durchquert und über den Rucksack auf dem Boden steigt. Kinder, denke ich.
Kurz darauf poltert es: »Und ich? Wo ist meine Version?«
Der Drucker treu, all die Jahre. »Hier, gleich!«
Hannah reibt sich die Hände, nimmt den Packen vom Drucker: »Ach, Mum, ich bin einfach neugierig, wie es jetzt schlussendlich geworden ist.« Sie schaut mich schräg von der Seite an, flinke sechzehnjährige Augen blicken wissend, sie droht mit dem Finger: »Aber klopf nicht gleich und frag, wie ich es finde, gell!«
Lachend huscht sie wie ein Wirbelwind durch den Flur, gibt dem Rucksack einen Schubs, jetzt liegt er wenigstens an der Seite.

Verschwitzt kommt der Kleine, der mit seinen 11 Jahren so viel größer ist, als die anderen waren: »Kann ich ins Schwimmbad? Ich habe keine Hausaufgaben auf. Ehrlich!«

Durch die geschlossene Balkontür schaue ich in die Dunkelheit: Am Ende des Hinterhofs zwei einsam leuchtende Fenster, die Stille durchbrochen vom rhythmischen Tropfen der Dusche in der Küche. Sonst nichts. Doch. Dort hat irgendwer sein Licht ausgeknipst. Ich lasse das Wasser in den kleinen Boiler über der Spüle laufen. Das Blubbern übertönt das monotone Tropfen der Dusche. Immer noch hat er das Wohnzimmer nicht verlassen. Wie kann er nur die ganze Zeit so teilnahmslos dasitzen? Wie geht das? Fühlt er verdammt noch mal denn nichts?

Ich kann nicht mehr hier stehen, hoffen und beten, dass er endlich etwas sagt. Rot und schrill leuchtet der Knopf des Boilers in der Küche. Er arbeitet.

Braun, alt und trocken die Dielen des langen schmalen Flurs. Ich weiß genau, welche davon knarren, wenn man darauf tritt. Ich will nicht, dass er meinetwegen aufwacht. Nichts bewegt sich, während ich mich dem Wohnzimmer am Ende des Flurs nähere, nicht mal der Vorhang neben der Tür.

Er schläft nicht. Er ist wach und starrt wie immer vor sich hin. Dumpf dringen die gedämpften Geräusche der Straße herauf. Sein Schweigen entflammt meine Verzweiflung, meine Sehnsucht, aber auch meine Wut. Bewegungslos stehe ich im Türrahmen, er starrt geradeaus, sieht mich nicht. Steuerlos brechen meine Worte heraus: »Ich will nicht! Ich will nicht, dass du nach diesem Klinikaufenthalt zu uns zurückkommst. Hast du mich gehört? Hast du mich verstanden?«

Unsere Blicke durchbrechen die Distanz, wässrig seine blassblauen Augen. Sofort tut er mir leid. Ich hätte es nicht sagen sollen, es geht ihm doch schlecht: »Sag etwas! Bitte, irgendwas!«

Grob hämmert mein Herz. Der Türrahmen gibt mir Halt. »Vielleicht später! Vielleicht finden wir später wieder einen Weg, einen gemeinsamen Weg?« Noch während ich spreche, weiß ich, dass das eine Lüge ist. Ich glaube nicht, dass es Hoffnung gibt, aber ich wünsche es mir noch.

»Ich kann nicht mehr, verstehst du? Wo bist du?«, bricht es aus mir heraus.

Schweigend starrt er auf die ihm gegenüberliegende Wand.

Die Dielen ihm Flur ächzen, als ich vor meiner aufsteigenden Wut auf den Balkon flüchte. Die Kühle der Nacht beruhigt das Pochen in den Schläfen.

Übermorgen ist er fort, übermorgen werden sie sich wieder einmal um ihn kümmern, werden sie wieder einmal versuchen, ihn zu finden. Ich kann nicht mehr.

Erschöpft schlüpfe ich unter die Bettdecke, doch der Schlaf lässt auf sich warten. Irgendwann höre ich die Dielen knarren. Er kommt. Schwerfällig klettert er die Leiter ins Hochbett herauf und kriecht auf seine Seite. Gerade noch rechtzeitig drehe ich mich zur Wand, doch ich spüre seinen Blick auf meinem Rücken. Ich will jetzt nichts fühlen. Ich will nicht weinen. Er atmet schwer. Ich liebe dich doch, denke ich und ein Hauch von Wärme durchflutet

mein Herz. Ich wende mich ihm zu, da ist es, so nah, sein Gesicht mit dem unendlich traurigen Blick.
Sag bitte was!
Nichts.
Sag was, halte meine Hand, sprich mit mir. Jetzt!
Traurig seine blassen Augen, er wartet wie das ganze letzte Jahr, er wartet auf meine Hand, meine Worte. Ich kann nicht mehr. Enttäuscht drehe ich mich weg. Lautlos weinend warte ich, dass der Schlaf mich endlich holt.

Die Stimmung an diesem Sonntagmorgen ist nicht besser, nicht schlechter als sonst. Sie ist wie immer. Die alltäglichen Verrichtungen geben mir Halt; meine Tochter zu wickeln schenkt mir das Gefühl, lebendig zu sein.
Irgendwann heute Morgen ist auch er aufgestanden. Wie immer sitzt er auf dem Sofa. Tim wollte mit ihm spielen, doch Ulli hat nur träge den Kopf geschüttelt. Sein Schweigen, der Motor meiner Wut.
Schweigen war schon immer die schlimmste Bestrafung für mich.
Hannah hält ihren Vormittagsschlaf und Tim spielt alleine in seiner Welt der Autostraßen. Das Schweigen droht mich zu erdrücken.
Das Telefon klingelt, ich renne zum Apparat.
»Hallo?« Es ist Jutta.
»Lisa, gehen wir zusammen Kaffee trinken?«, fragt sie.
»Ja, gern! Aber raus, raus aus der Stadt, ich brauche Luft. Sobald Hannah ausgeschlafen hat, okay?«
»Wie geht es ihm?«

»Nicht gut, er sitzt und schweigt. Morgen geht er in die Klinik, stationär, dorthin, wo er schon einmal war.«

Kaum liegt der Hörer auf der Gabel, fühle ich mich abgeschnitten von der Welt dort draußen.

Wir vier, eingesperrt in unserer Enge. Dabei ist Sonntag, Familientag! Das schmutzige Geschirr stapelt sich auf der Spüle, ich kremple die Ärmel hoch. Spülen, um wenigstens irgendwas zu fühlen. Wie konnte es nur so weit kommen?

»Huch!«, reflexartig trete ich einen Schritt zurück: »Hast du mich erschreckt! Was ist?«

Farblos seine Augen.

»Also?«

Sein Blick verliert sich hinter mir.

»Na, falls es dich interessiert, ich gehe nachher mit Jutta und den Kindern Kaffee trinken.«

Er schaut mich an, mein Herz schnürt sich zusammen, leise füge ich hinzu: »Bin aber längstens zwei Stunden fort. Schaffst du das?«

Seine Hand sucht meine Nähe! Ich trete zurück. Rede mit mir, rede endlich, denke ich und werde von der Balkontür beim Ausweichen gestoppt.

Er bleibt stehen, schaut zu Boden: »Ich bin müde, ich leg mich hin.« Kraftlos hängen seine Arme am Körper, langsam dreht er sich um.

Verzweifelte Wuttränen schießen mir in die Augen. »Müde?«, würde ich am liebsten schreien. Müde – ist das alles?

Resigniert drehe ich mich um und starre in den Hinterhof; die Tür des Schlafzimmers fällt ins Schloss.

Ich muss hier raus: »Tim, wir gehen gleich!«

»Und Hannah?«

»Wir könnten sie bei Ulli lassen.« Kaum ist der Satz ausgesprochen, begreife ich, dass das ein Unding ist. Sicher, letzte Woche konnte er sie mal für eine Stunde nehmen! Letzte Woche ist jedoch vorbei. »Nein, Tim! Wir lassen Hannah nicht hier. Ich wecke sie auf, such du schon mal deine Schuhe.«

Noch bevor ich das Kinderzimmer betrete, ertönt ein Schrei, der mir durch Mark und Bein geht. Ahnt sie, dass ich ohne sie gehen wollte?

»Hallo mein Schatz!« Halten, drücken, spüren. Wickeln und Creme auf die wunde Haut. Problemlos lässt sie sich anziehen. Auf dem Weg nach draußen stockt mein Schritt an der Schlafzimmertür, die Hand an der Klinke, ich sollte hinein, nach ihm sehen. Ich kann nicht.

»Ulli, wir gehen, in zwei Stunden sind wir zurück.«

An der Wohnungstür höre ich Wortfetzen. Nicht jetzt, später.

Nicht weit entfernt von der Stadt und doch mitten im Wald sind wir gelandet. Die Luft ist mild, der kommende Frühling macht sich bemerkbar. Im Ausflugscafé ergattern wir einen Platz am Fenster. Leuchtend blau der Himmel über den Tannen. Jutta schaut mich an, ich greife nach dem vergessenen Bierdeckel und drehe ihn auf dem Tisch hin und her: »Ich habe ihm gestern Abend gesagt, dass er nach diesem Aufenthalt in der psychosomatischen Klinik nicht nach Hause zurückkommen kann. Er soll sich um sich kümmern.«

Sie nickt, doch Falten bilden sich auf ihrer Stirn.

»Ich weiß, ich hätte warten sollen, aber ... Ich kann einfach nicht mehr.« Jutta greift über den Tisch nach meiner Hand. Leise flüstere ich: »Ich weiß nicht einmal mehr, ob ich ihn noch liebe.«

Sie schaut mich an, Röte schießt mir auf die Wangen. Sie ist mir zwar seit unserer Ausbildung zu Krankenschwestern vertraut, und auch unsere Söhne, beide vier, verbinden uns. »Es musste sein, verstehst du?« Für mich, denke ich, für mich, bevor auch ich noch den Verstand verliere. Meine Tränenschranke bricht, bloß nicht hier vor allen Leuten! Ich stehe auf und flüchte mit gesenktem Blick zur Toilette. Mitten auf der Treppe hinab zum stillen Örtchen schrill die Stimme in mir: »Das sieht dir ähnlich! Selbstmitleid, nur an dich denken, typisch du!« Ich greife nach dem Geländer, suche Halt, bleibe stehen. »Warum musstest du ihm ausgerechnet jetzt die Tür vor der Nase zuknallen?« Ich rutsche mit dem Fuß an der Stufe ab, die Stimme verstummt.

Kühl und karg der Toilettenraum. Im Spiegel, verzerrt mein mageres Gesicht. Irgendwann musste ich doch anfangen, an mich, an die Kinder zu denken! Tränen schießen mir in die Augen. Ich, ich muss doch die Sorge tragen, die Sorge für die Kinder, für mich.

Das Wasser kühlt mein Gesicht. Ich richte mich auf, unsicher nicke ich dem Gesicht im Spiegel zu, verlasse den Raum. Im Gehen, auf den Stufen nach oben, streife ich impulsiv den Ehering vom Finger und stecke ihn in die Hosentasche. Im Café sitzen an unserem Tisch jetzt auch zwei Frauen, mit denen Jutta und ich die Krankenpflegeausbildung absolviert haben. Ich straffe meinen Rücken, wenn mich eine fragt, sage ich, dass ich wie Jutta alleinerziehend bin.

Vor der Haustür stehend krame ich in meiner Tasche: »Immer versteckt sich dieser Schlüssel!« Kichernd streckt sich Tim nach oben zur Klingel. Während ich weiter in meiner Tasche wühle, beobachte ich ihn aus dem Augenwinkel. Er wird immer länger und tatsächlich – er hat es geschafft und das erste Mal den Klingelknopf an der Fassadenwand aus eigener Kraft erreicht. Stolz strahlt er mich an. Lächelnd wedle ich mit meinem Schlüssel, bevor ich ihn ins Schloss stecke.

»Hannah! Jetzt zapple nicht so rum! Ich kann dich gleich nicht mehr richtig halten.« Sie grinst. »Freches Mädchen!«, spielend beiße ich sie auf dem Weg nach oben in die Wange, sie quietscht vor Lachen. Tim hüpft die Treppen hinauf. Ulli hat uns die Wohnungstür nicht geöffnet. Genervt ziehe ich den Schlüssel aus der Hosentasche, doch ich bekomme ihn nicht ins Schloss. Irgendwas klemmt.

»Tim, klingle hier doch auch mal!«

Er drückt auf den Klingelknopf. Keine Reaktion.

»Mach mal Platz!« Mit einem kräftigen Tritt trete ich gegen die marode Altbautür. »Na also!« Tim staunt und ich ziehe verlegen die Schultern hoch.

»Hallo! Wir sind wieder da!«

»Ulli?«

Das Wohnzimmer ist unberührt, die Stille ergreift meine Sinne, angespannt betreten wir die Küche. Nichts. Meine Nachricht, er solle doch die Wäsche aufhängen, unberührt.

»Ulli!«

Die Wäsche ist nicht aufgehängt.

»Ach verdammt, Ulli!«

Schläft er etwa noch? Zielstrebig steuere ich mit Hannah auf dem Arm dem Schlafzimmer zu – und knalle ungebremst gegen die Tür. Verschlossen! Immer panischer rüttle ich an der Klinke und trete mit dem Fuß gegen die Tür. Nichts rührt sich, Hannah krallt sich an mir fest. »Ulli! Mach auf, hörst du mich?«

Hannah schreit, ich kann nur wild gegen die Tür hämmern. Meine Panik springt gegen alle Wände. Ich kann nicht denken, nur schreien. Plötzlich steht Tim mit seinem Steckenpferd neben mir und beginnt damit an die Tür zu klopfen. Schrill hallt seine Stimme in meinen Ohren: »Ulli, Ulli!« Kopflos laufe ich hin und her. »Denke, Lisa! Denk nach! Was tun?« Ich muss mich sprechen hören, sonst kann ich nicht denken.
Jutta, ja, Jutta! Hektisch drücke ich auf die Tasten des Telefons. Bitte, sei zu Hause, nimm ab, bitte!
Endlich am anderen Ende die vertraute Stimme: »Ja?«
»Komm schnell! Er hat die Tür zum Schlafzimmer abgeschlossen, komm bitte! Jetzt!«
»Bin gleich da. Warte!«
Mit zitternden Beinen gehe ich zum Schlafzimmer zurück. »Ulli, bitte, bitte mach auf!« Meine Kraft schwindet, ich kann Hannah fast nicht mehr halten. »Ulli, bitte!« Ich lehne mich gegen die Tür und presse das Ohr dagegen, nur Stille. Flehend klopfe ich weiter. Meine Fingerknöchel schmerzen. »Mach auf, lass uns rein, bitte!«
Es läutet. Endlich. »Jutta!«
Sie nimmt mir Hannah ab. »Ich kriege die Tür nicht auf. Sie ist zu, zu, zu. Noch nie haben wir Türen abgeschlossen!«
Verstört jagen unsere Blicke hin und her.
»Hat er sich was angetan?«, fragt Jutta.
Ich renne ans Ende des Flurs, schiebe den Vorhang zur Seite: »Ich brauche eine Stange, eine Brechstange. Verstehst du, Jutta? Eine starke Eisenstange.«
Plötzlich spüre ich ihre Hand auf meiner Schulter, ich drehe mich um.

»Ich rufe jetzt die Polizei«, sagt sie leise, aber bestimmt.
Ich nicke, dann schüttle ich den Kopf: »Nein, lieber doch nicht, vielleicht ist ja gar nichts und er schläft nur. Vielleicht ist er sauer auf mich, wenn die Polizei ihn weckt.«
»Nein«, sagt sie, »und selbst wenn, ist das egal.«
Im Augenwinkel nehme ich Ullis Brecheisen wahr, er hatte damit die Tür aufgebrochen, als Tim sich versehentlich in der Toilette eingeschlossen hatte. Erleichtert zerre ich es aus der hintersten Ecke und schiebe Jutta und Hannah beiseite. Mit wenigen Schritten erreiche ich die Schlafzimmertür und drücke mit aller Kraft das abgeflachte Ende der Stange zwischen Tür und Rahmen. »Verdammte Altbautür! Ulli! Hörst du mich? Antworte doch!«
Ein Spalt öffnet sich, ich schiebe nach.
»Ulli? Neiiiinnn!«
Die Stange rutscht mir aus den Händen, der Spalt schließt sich, doch das Bild bleibt: Füße in der Luft, ohne Halt. Der schräge Kopf, das Seil, sein Rücken. Mein Schrei entlädt das Entsetzen, die Fassungslosigkeit. Alles stürzt ineinander. Im Wohnzimmer verliere ich den Boden unter den Füßen, ich sehe das Entsetzen in den Augen meiner Kinder, dann kommt der Nebel und hüllt mich ein.

»LISA! LISA! CORINNA NIMMT DIE KINDER MIT, sie geht mit ihnen auf den Spielplatz. Hast du mich gehört?«
Im Türrahmen, in Nebel gehüllt eine Polizistin! Hey du? Was stehst du da und glotzt mich an? Hör auf zu starren, hau ab, du ...
Eine Hand auf meiner Schulter: Jutta. Ihr Mund bewegt sich, ich kann sie nicht hören. Tod, erhängt, vorbei, warum, verdammt warum? Die Polizistin glotzt. Der Zigarettenrauch brennt in mei-

ner Lunge. Hinter meinen Augenlidern suche ich Ruhe, vergeblich: Da sind sie, seine knapp über dem Boden schwebenden Füße, so knapp. Ich hätte diesen Satz niemals sagen dürfen, ich hätte ihm das Heimkommen nicht verwehren dürfen. Heimlich stecke ich den Ehering an meinen Finger zurück. Ich bin schuld.

Fort die Bilder, fort die Gafferin. Nur Jutta und ich und endlich warme Tränen. Mein Rücken schmerzt. Ich höre Juttas Schritte und endlich ihre Stimme: »Der Arzt ist bei ihm, wahrscheinlich reanimieren sie ihn noch.«

Oh mein Gott, nein! Wie lange hing er? Was, wenn sie ihn zurückholen? Wir wissen beide von Reanimierten, die danach mehr tot als lebendig in den Kliniken lagen. Nein! Tot – soll er lieber tot sein? Nein! Ich weiß nicht. Ich weiß es nicht. Richtig leben soll er! Wie lange hat er nicht geatmet? Was soll ich ihm wünschen? Mechanisch greife ich nach einer Zigarette. Warm beißt sich der Rauch durch meine Lunge.

Die Tür geht auf. Der Notarzt. Er ist freundlich, setzt sich nicht zu nahe zu mir: »Ihr Mann ist tot, die Reanimation ist uns nicht mehr gelungen.«

Kein Siechtum, denke ich, kein Leben, vorbei. »Warum?«, flüstere ich.

»Wer es so macht, der will nicht mehr leben.«

Ah! Er wollte es so. Er. Für einen Moment beruhigt sich mein Herz.

»Die Kriminalpolizei muss sichergehen, dass kein Fremdverschulden vorliegt, sie untersuchen noch. Ich kann leider nichts mehr tun. Möchten Sie ein Beruhigungsmittel?«

»Nein.« Mein Hirn ist schon vernebelt genug, denke ich.

Er respektiert mich, geht.

Fremdverschulden. Hier sitzt die Mörderin. Was wird nur aus den Kindern, wenn sie meine Tat entdecken?
Jutta setzt sich zu mir auf den Fußboden.
Flüstern muss ich, damit nur sie mich hört: »Ich bin schuld, Jutta. Ich war es. Ich bin schuld. Ich habe ihn fortgeschickt.«
»Nein, Lisa.«
»Doch. Ich weiß es, niemand außer mir weiß es. Es ist die Wahrheit.«
Sie streichelt mir die Wange. Bloß nichts fühlen, bloß nicht, der Boden unter meinen Füßen schwankt.
»Ruf ihn an, Jutta, er soll kommen.«
Irritiert schaut sie mich an: »Wen denn?«
»Meinen Therapeuten, er versteht.«
»Es ist Sonntag, er ist nicht in der Praxis.«
»Dann versuch es bei ihm zu Hause. Du kennst ihn doch! Ruf an!«
Der Nebel kehrt zurück, ich höre nichts mehr.
»Er kommt! Hast du mich gehört, Lisa? Antworte!«
»Wer? Er? Gut.« Der Nebelschleier schließt sich wieder.
Flüsternde Stimmen in der Ferne. Ich kann nur Umrisse erkennen. Menschen. Und Jutta, ja. Wer noch? Er. Gut. Was hat er gesagt? Ich will ihn hören, mitreden, doch in meinen Ohren dröhnt mein Herz.
»Kein Geld den Toten«, sagt er.
Bitte? Ich richte mich auf. Was soll das denn? Jutta und er schauen sich an, dann trifft mich sein Blick aus braunen Augen. Er nickt.
»Wieso ist das Fenster offen? Das ist doch viel zu laut«, sage ich und stehe auf, um es zu schließen.

Erneut nickt er Jutta zu und sagt zu mir: »Wir sehen uns zum üblichen Termin.«

»Ja, wie immer«, antworte ich, lasse mich aufs Sofa fallen und schaue ihm nach, als er den Raum verlässt. Der Nebel ist verschwunden. »Jutta! Wo sind denn meine Kinder?«

»Auf dem Spielplatz.«

Mühsam bringe ich ein Lächeln zustande. Das Telefon klingelt, mit dem Hörer an ihrer Brust kommt Jutta zurück und flüstert: »Deine Mutter ist am Telefon, sie will unbedingt herkommen.«

»Nein!« Alles in mir zieht sich zusammen: »Ich kann sie jetzt nicht ertragen.« Jutta nickt und verlässt den Raum, ich kann nicht hören, was sie sagt. Mutter wird enttäuscht sein. Jutta lächelt, als sie zurückkommt. »Danke«, sage ich erleichtert. Jutta nickt: »Keine Ursache.« Mein Rücken schmerzt, es klopft, die Tür geht auf, ein Mann tritt ein: »Kein Fremdverschulden.«

Was weißt du denn schon, denke ich, ich war gestern Abend hier, genau in dem Türrahmen, in dem du jetzt stehst, und habe seine Zukunft zerschlagen. Er schaut mich an: »Entschuldigung, ich bin von der Kriminalpolizei. Wir haben alles untersucht, kein Fremdverschulden, deshalb kann ihr Mann vom städtischen Bestattungsunternehmen, sofern Sie kein anderes wünschen, abgeholt werden.«

Sie müssen ihn abholen, er kann nicht mehr selbst gehen. Ich muss hier raus: »Ja.« Er nickt, geht. »Jutta, ich will zu den Kindern!«

Keine Lügen, denke ich. Ich werde ihnen die Wahrheit sagen. Gleich, nicht morgen. Nichts verschieben. Nicht so, wie es Ulli damals beim Suizid seines Vaters ergangen war.

»Ihr könnt bei mir schlafen heute Nacht«, sagt Jutta, als ich im Flur stehe. Sie lächelt unsicher. Ich ziehe die Schultern hoch: »Danke, gerne.« Im Flur knarren die Dielen, er hört es nicht mehr, er liegt dort, tot. Ich kann nicht zu ihm gehen, nicht jetzt. Ich muss hier raus.

Durch die Haustür trete ich in die strahlende Frühlingssonne. Wie kann sie nur so scheinen? Geblendet taste ich mich zur nächsten Straße vor. Menschen hasten an mir vorbei, Autos hupen, Kinder lachen, als sei nichts, gar nichts geschehen.

Im Stühlinger Park sehe ich Tim auf dem Dach des Kletterhäuschens sitzen, seine blonden Haare leuchten in der Sonne. Erst letzte Woche ist er das erste Mal mit seinen vier Jahren allein hinaufgeklettert. Seine Hände liegen auf den Oberschenkeln. Er weiß, dass etwas Schlimmes geschehen ist. Er war dabei. Wenn ich ihm jetzt nicht sage, was geschehen ist, kann er mir nicht vertrauen.

»Warum haben sie nicht mit mir geredet, warum? Ich habe doch geahnt, dass etwas Schlimmes passiert ist.« Die Erinnerung an Ullis Worte hilft mir, der Wahrheit zu folgen. Tim reißt den Arm hoch, winkt, seine Worte kann ich nicht hören, doch ich sehe, dass er »Mamaaa« ruft. Corinna hilft ihm vom Kletterhaus herunter, er rennt los, ignoriert den heruntergerutschten Träger seiner grasgrünen Latzhose: »Mamaa!« Ich kann meine Tränen nicht zurückhalten, er schmeißt sich in meine Arme. »Mama«, flüstert er und drückt sich an mich.

Corinna erreicht uns. Hannah streckt ihre Arme nach mir aus, ich nehme sie ihr ab, ganz weich mein Kind auf meinem Arm.

Mitten in der Stadt, mitten im Leben, setzen wir uns auf den Boden. Tim sieht mich mit großen Augen an, Hannah hält sich an meinem Arm fest. In mir wehklagt die Trauer, weint die Einsamkeit und schreit die Angst: Allein, alles auf meinen Schultern! Das Atmen fällt mir schwer. Wieso tust du uns das an? Verdammt noch mal, ich muss es ihnen jetzt sagen, ich! Verzweifelt klopft mein Herz, doch ruhig fallen die Worte hinaus: »Er ist tot, Ulli ist tot, er kann nie mehr zurückkommen. Nie mehr.« Zwei Paar klare blaue Kinderaugen. »Ulli wollte nicht mehr leben, er hat sich für den Tod entschieden.« Behutsam legt Hannah ihren Kopf an meine Schulter, Tim hält meine Hand fest umschlossen, unaufhaltsam meine Tränen. Corinna lächelt unsicher, dann streckt sie mir ihre Hand entgegen: »Komm, ich koche dir einen Kaffee.« Dankbar lasse ich mich hochziehen. »Ja, ich warte bei dir, bis sie Ulli abgeholt haben.«

Corinnas Wohnung liegt bei mir um die Ecke, doch unsere Balkone treffen sich im selben Hinterhof. Ich trete hinaus, auf meinem Balkon steht Jutta, leise ruft sie herüber: »Dein Vater ist gerade gekommen, er ist sofort ins Schlafzimmer gestürmt.«

»Mein Vater?«, erschöpft setze ich mich auf Corinnas blaue Bank. Lang und schmal klebt unser Balkon an der Hauswand.

»Ich geh mal rein«, ruft sie und verschwindet in meiner Küche. Meine Küche, nicht mehr unsere, schießt es mir durch den Kopf. Einen Kaffee nach dem andern schütte ich in mich hinein.

»Alles fertig!« Juttas Stimme hallt an den Häusern des Hinterhofs entlang.

Ulli ist fort, für immer.

Mit Hannah auf dem Arm und Tim an der Hand treffe ich unten auf der Straße Jutta und meinen Vater. »Ich kümmere mich morgen um das Zimmer«, sagt er. »Ich werde gleich in der ...« Der Straßenlärm schluckt seine Worte, irgendwann bleibt er stehen: »Also bis morgen, mach dir keine Sorgen, ich kümmere mich darum.« Ich nicke und folge Jutta. Erschlagen, ausgelaugt und leer betrete ich ihre Wohnung. Jutta richtet unsere Betten, ich stehe ihr und mir im Weg herum. Immer wieder kommt Tim, schaut mich an, hält meine Hand.

Mittlerweile ist es ist dunkel, ich habe die Dämmerung nicht bemerkt. Die Kinder liegen in den provisorischen Betten, ich lege mich dazu, mein Herz schlägt schwer. Ich singe jeden Abend, doch heute: »Es tut mir leid, heute kann ich kein Lied für euch singen, ich kann einfach nicht!« Eng kuscheln wir uns zusammen, halten uns gegenseitig fest. Wie gerne würde ich versprechen, dass ich nie sterben werde, dass ich immer da sein werde, doch so eine Sicherheit gibt es nicht, ich kann nicht in die Zukunft schauen. Schwaches Mondlicht dringt durch die Spalten des Rollladens. Aber ich, ich werde mich nie umbringen. Warm breitet sich diese Sicherheit in mir aus, leise und klar meine Stimme: »Ich verspreche euch, niemals werde ich freiwillig sterben. Ich werde euch nie freiwillig verlassen. Ich schwöre es!«

Drücken, halten, fühlen, ich sie – sie mich – wir uns.

»Ich liebe euch, schlaft gut.« Weiche Lippen auf meinem Mund, warme Tränen auf der Wange.

In Juttas Wohnzimmer sinke ich mit schweren Beinen aufs Sofa. Freunde sind gekommen. Betroffen und ratlos sitzen sie beisammen und versuchen verzweifelt, eine Erklärung zu finden, das Unbegreifliche zu begreifen.

»Ich will nicht! Ich will nicht, dass du nach diesem Klinikaufenthalt zu uns zurückkommst. Hast du mich gehört? Hast du mich verstanden?« Ich höre mich und sehe seine blassen Augen, spüre meine Verzweiflung. *Das* wollte ich doch nicht! Hätte ich doch nur den Mund gehalten, dir die Hand gereicht, vielleicht ...

»Lisa, hast du gehört?«

»Bitte? Nein! Was?«

»Morgen früh wird dein Vater das Schlafzimmer ausräumen, er hat alles organisiert.«

»Morgen? Ausräumen! Aber ...«

»Ja, gleich in der Früh, er will alles abbauen und im Keller verstauen.«

»Dann muss ich jetzt in die Wohnung.« Sonst ist alles fort, alles, denke ich.

»Das ist doch unheimlich«, sagt Jutta.

Ich zucke mit den Schultern.

»Bleib lieber hier!« – »Du kannst doch nicht allein in die Wohnung zurück, im Dunkeln!« – »Soll ich dich begleiten?« – »Ich kann auch mitkommen, du musst nicht allein gehen.«

Ihre Stimmen verebben, ihre Blicke haften auf mir. Ich weiß zwar noch nicht, wie es sich anfühlt, aber ich erwidere: »Das ist lieb von euch, aber dort ... dort ist mein Leben, mein Mann, unser Schlafzimmer. Ich muss einfach gehen. Alleine.«

Das Treppenhaus ist dunkel und kalt. Licht an. Was ist das? Ein kleiner Haufen Putz auf einer der ersten Stufen und in der Wand ein Loch. Dein Sarg hat das Loch geschlagen, du wolltest nicht gehen. Gelähmt stehe ich davor, unfähig, die Schwelle aus kleinen Putzbrocken zu überwinden. Ein Zeichen, dein letztes Zeichen? Das Licht wird schummrig, gleich ist es aus. Nein, keine Dunkelheit! Mit einem Satz überspringe ich den Putz. Schnell! Atemlos erreiche ich unsere Wohnungstür und den erlösenden Lichtschalter. Mein Herz trommelt gegen meine Brust, die Tür lässt sich leicht öffnen. Hattest du versucht, auch sie von innen ab-

zuschließen? Dann hat das Schloss gar nicht geklemmt. Ulli. Auf Zehenspitzen gehe ich durch den Flur. Links die Schlafzimmertür, ich wage es nicht, sie anzuschauen. Rechts die rettende Küche, ich flüchte zur Balkontür. Draußen im Hinterhof erleuchtete Fenster. Der Seufzer gibt mir Kraft. Ich werde mich jetzt umdrehen und den Blick auf die Schlafzimmertür wagen.
Oh nein! So viel Gewalt! Die Tür in der Mitte gebrochen, die Verankerung im Türrahmen hängt lose herab. Tief und scharf die Kerben im Holz. Ein leichter Druck genügt, sie geht auf, der Boden übersäht mit Splittern. Unter dem Bett Tims Sandeimer, dein Podest? Warum? Das Atmen wird schwer. »Bist du hier?«, flüstere ich. Das Sofa unter dem Hochbett, hast du dort gesessen? Die bunten Papageien an der Wand haben dir zugesehen. Ein Gemeinschaftsgeschenk unserer Freunde zur Hochzeit. Wolltest du wirklich hier hängen? Willst du sein, wo du jetzt bist? Antworte doch.
Ich reiße den Blick von der Wand, Tränen bahnen ihren Weg, sinnlos, sie aufzuhalten. Fremde waren hier, sie haben den Teppich verschoben, flauschig weich liegt er nun vor dem Schrank. Hast du hier gelegen? Haben sie dort um dein Leben gekämpft? »Antworte! Erkläre es mir! Warum?« Meine Worte fallen ins Nichts. »Hast du noch an mich gedacht? Ulli, eine Nachricht, Worte für mich, damit ich verstehe.« Vielleicht unter dem Sofakissen? In der Kommode? Hoffnungsvoll reiße ich die Schubladen auf: seine Zeichenmappe, Pinsel, Farben, keine Nachricht. Die Schreibtischschublade: leere Blöcke und Blätter. Auf dem Tisch: dein Ring! Glänzend, ohne Finger, ohne Hand. Atemlos schaue ich das Hochbett hinauf. Dort ist ein sicherer Ort, dort oben, bestimmt dort oben, auf meiner Bettseite. Knarrend stöhnt die

Leiter, verzweifelt durchwühle ich meine Seite. Nur nicht atmen, nur nicht riechen, nur nichts fühlen. Nichts. Bei ihm? Alles verschwimmt, nichts. Ich habe wohl keine Nachricht verdient. Die letzten Sprossen der Leiter springe ich hinab. Sein Ring! Drei große Schritte, ich greife ihn, stecke ihn in die Hosentasche, ächzend fällt die Tür gegen das Schloss.

Auf dem Sofa im Wohnzimmer lässt die Atemnot langsam nach. Vor dem Fenster der runde Esstisch. Letzten Samstag saßen wir dort, haben Hannahs ersten Geburtstag gefeiert. Hatte das keinen Wert für dich? Du warst dabei und doch nicht anwesend. Dein Schweigen, deine Schwere bei den Happy-Birthday-Liedern, ich hatte keine Kraft mehr, nur noch enttäuschte Wut und Ohnmacht. Was ist in dir vorgegangen? Ich habe dir gestern Abend hier den Todesstoß verpasst. Du hättest meine Hilfe gebraucht, doch ich hatte keine Kraft mehr. Aber das! Das wollte ich nicht! Ich wollte nicht, dass es so endet. Ich wollte, dass du wieder wirst, wie du vor langer Zeit einmal warst: »Hörst du, das ist nicht fair!« Asche und Zigarettenkippen liegen verstreut auf dem Holzboden. Ungeschickt schiebe ich sie mit den Füßen zusammen, Brandlöcher kommen zum Vorschein. Das war auch ich! Ich kann mich nicht mehr daran erinnern.

Die Stille breitet sich aus. Jetzt muss ich für immer allein hier sitzen, du hast alle Hoffnung mitgenommen. Brigitte! Ich muss deine Schwester anrufen. Sie muss erfahren, was geschehen ist. Sie war die Einzige aus seiner Familie, zu der er im letzten Jahr Kontakt gehalten hatte. Meine Finger zittern, als ich ihre Nummer wähle. Brigitte war, als Ullis Vater sich umbrachte, ein Jahr alt. »Diese Wiederholungen müssen aufhören«, hämmert es in meinem Kopf.

Sie weint leise. »Lisa«, flüstert sie, »warum, warum hat er das getan? Er weiß doch, wie es sich anfühlt, wenn man übrig bleibt ... Wie soll ich es nur Maren sagen?«
»Du darfst es ihr nicht verschweigen, hörst du, Brigitte.« Meine Stimme wird brüchig.
»Sie hat Ulli so sehr geliebt.« Sie schluchzt.
Lange lausche ich nach diesem Gespräch den Geräuschen der Straße, greife dann erneut zum Hörer. Marvin, mein langjähriger Freund. Wenn ich falle, hält er mich. In seiner Fassungslosigkeit finde ich mich wieder. Wir weinen und schweigen gemeinsam.
Die Nacht beherrscht die Stadt, nur noch gelegentlich erhellt ein vorüberfahrendes Auto mein Zimmer. Ich kann nun gehen. Leise schließe ich die Wohnungstür hinter mir zu. Der Klang meiner Schritte begleitet mich durch die menschenleeren Straßen zu Juttas Wohnung.
Hinter meinen geschlossenen Lidern versuche ich, Schlaf zu finden, doch unruhige Gefühlswellen halten mich wach. Todesanzeige, Todesanzeige, das Wort drängt sich zwischen meine Gefühle, gibt mir Halt. Ja, ja, ich will eine Todesanzeige, eine ohne Vorwurf, eine mit Hoffnung und Liebe, mit Unverständnis, aber auch mit Leben. Worte formen sich und Satzfetzen. Wie war das noch? Bleib, Gedanke, bleib! Schnell, aufschreiben, unbedingt aufschreiben, bevor ich ihn verliere:
Wir werden lernen, mit deiner Entscheidung zu LEBEN.
Ja, so soll es in der Zeitung stehen. Beruhigt falle ich aufs Sofa zurück und gleite fort.

Am nächsten Morgen würde ich mich am liebsten unter der Decke verkriechen, doch Jutta hat sich informiert, ich muss heute Vormittag die Formalitäten mit dem Bestattungsunternehmen klären. Mutter bietet mir an, die Kinder den Tag über zu nehmen, das entlastet mich und die Kinder freuen sich. Als wir in Mutters Wohnung treten, nickt sie mir zu, redet und lacht mit den Kindern, als sei dies ein ganz normaler Tag, ein ganz normaler Besuch. Ich weiß nicht, wohin mit mir, weiß nicht, was ich sagen soll. So bleibe ich stehen, sehe zu, wie die Kinder begeistert Omas Schatzkiste auspacken. Mutter schaut mich an, ich erkenne den Vorwurf in ihrem Blick. Ich stütze mich an der Küchentheke ab.

»So ihr zwei, gleich bin ich ganz bei euch.« Sie stellt sich an die Thekeninnenseite und sagt: »Vater durfte gestern zu dir kommen.« Erschöpft blicke ich zu Boden; ich habe sie gekränkt. Langsam kehren die Bilder zurück: Vater war einfach da, ich weiß nicht einmal, woher er wusste, was geschehen war. »Er war bei Ulli, nicht bei mir«, antworte ich leise. »Ich habe ihn nur kurz auf der Straße getroffen. Entschuldige.«

»Kinder, habt ihr Durst?« Sie streckt mir die Hand entgegen, berührt meine auf der Theke liegende Hand. »Es ist einfach furchtbar.« Sie schluckt, lächelt dann den Kindern zu, die nichts zu trinken wollen, sie wollen spielen. Mutter lässt mich los, kehrt in den Wohnraum zurück, dreht sich um: »Du kannst sie abholen, wann immer du möchtest.«

»Danke«, sage ich und gehe.

Bei Jutta drückt mich mein schlechtes Gewissen auf einen Stuhl: Ulli hat sich wegen mir erhängt, Mutter habe ich gekränkt ...

»Willst du einen Kaffee?«

»Oh ja, gerne, Jutta. Den kann ich jetzt gebrauchen.«
»Du sollst dir überlegen, was Ulli im Sarg tragen soll.«
»Tragen?«
»Ja, das hat mir die Frau vom Bestattungsinstitut gesagt. Wenn er etwas anderes als ein Totenhemd tragen soll, müssen wir das nachher mitbringen.«
»Kein Totenhemd, bloß kein Totenhemd!«, schreie ich fast.
Jutta legt ihre Hand auf meine Schulter: »Etwas, was du, was die Kinder kennen, oder?«
Erleichtert nicke ich, halte ihre Hand fest: »Seine Jeans, sein blauweißes Hemd und ... und seine Turnschuhe.«
Sie nickt, ich lasse sie los. Der Kaffee tut mir gut.
Als wir später meine Wohnung betreten, herrscht dort reges Treiben. Vaters Trupp ist mit vollem Eifer dabei, den Ort des Grauens auszumerzen. Befremdlich fühlt es sich an. »Bitte schmeißt ja nichts von ihm weg!« Sie nicken. »Kommt alles in den Keller«, antwortet mein Vater. Energisch schlägt er mit dem Hammer die Trennwand aus dem Schrank.
»Jutta, die Jeans, weißt du, die, die er in der letzten Zeit ständig getragen hat.« Sie nickt und beginnt, im Chaos des abgebauten Kleiderschrankes danach zu suchen. Bloß keine Rüschen, denke ich, sein Kopfkissen, unsere Tagesdecke, Vertrautes, ich brauche etwas Vertrautes für mich, für die Kinder.
»Hier, das ist sie doch.« Jutta hält die Hose hoch, mein Herz zieht sich zusammen. Vorsichtig durchsuche ich die vor mir liegenden Hemden. Da! Sein gestreiftes Hemd. Etwas Schwarzweißes fliegt durch den Raum in einen Karton. »Nein!«, mit einem Satz springe ich über die Hemden und reiße Ullis Pullover an mich: »Den doch nicht.«

»Komm«, sagt Jutta und zieht mich am Ärmel, »ich habe seine Turnschuhe und Socken gefunden. Wir müssen jetzt los!« Ohne mich umzudrehen, lasse ich mich aus dem Zimmer ziehen, lege den Pullover hinter den Vorhang im Flur.

Städtische Friedhofsverwaltungsangestellte: »Name? Adresse? Alter? Geburtstag?«

Ich kann kaum antworten. Geburtstag? Wer? Er? Ich?

Klare Antworten – ein Ding der Unmöglichkeit. Wann hat er nur Geburtstag? Tränenverschwommen irrt mein Blick über die braune Holzverkleidung, mächtig und schwer hängt ein Kreuz hinter dem Kopf dieser Frau. Ihre strenge Stimme schlägt mir ins Gesicht: »Nun reißen Sie sich doch zusammen und antworten Sie bitte auf meine Frage.«

Ich kann nicht antworten. Das Kreuz, der strenge Blick, auf welche Frage noch? Jutta antwortet für mich.

Würde das Kreuz diesem Drachen auf den Kopf fallen, wenn der Nagel nachgäbe?

»Wünschen Sie eine Todesanzeige?« Mitsamt den Standardvorlagen für die Zeitung knallt sie mir diese Frage auf den Tisch. Todesanzeige?

»Ja, eine Todesanzeige. Natürlich. Aber warum bei Ihnen und nicht bei der Zeitung?«

»Bitte!«, ermahnt sie mich entnervt: »Wie lautet Ihr Text?«

Ich krame in meiner Tasche nach dem Zettel. Verdammt, wo ist der nur? »Jutta?«

Sie schüttelt den Kopf: »Hast du ihn nicht eingesteckt?«, fragt sie mich und deutet auf meine Tasche. Rhythmisch klopft die Friedhofsangestellte mit ihrem Kugelschreiber auf die Tischplatte. »Entschuldigen Sie«, flüstere ich heulend über den Tisch, das

Klopfen bleibt. Kein Zettel in meiner Tasche, wie war nur der Anfang, das erste Wort? »Jutta, weißt du noch den Anfang, Jutta, nur ein Wort?«

»Wir werden …«

»Ja, ja, genau!« Siegessicher vollende ich. Die Frau schreibt und heftet den Zettel zum Formular.

»Wann kann ich meinen Mann sehen?«

»Ab heute Nachmittag. Dann ist er hergerichtet. Möchten Sie das Grab tieferlegen?«

Tieferlegen? Nur keine Blöße geben, lieber nicken.

»Den Sarg müssen Sie noch auswählen. Welche Preisklasse haben Sie sich denn vorgestellt?«

»Kein Geld den Toten«, hallt es in meinen Ohren. Hatte dieser Satz doch eine Bedeutung, außer dass er mich aus dem Nebel holte?

»Ich habe letzte Woche einen Sozialhilfeantrag gestellt«, antworte ich unsicher.

»Na dann gibt es ohnehin nur eine Möglichkeit. Folgen Sie mir.«

Unsicher folge ich ihr durch die Sargausstellung. Weiß, golden, schwarz und braun. Schnörkel und Blumen, alles, es gibt einfach alles. In der hinteren Ecke, das Modell *Sozialamt*. Sieht aus wie ein richtiger Sarg, keine Bretterkiste, sondern ein brauner Sarg ohne eingearbeitete Blumen, schlicht, aber nichts, dessen ich mich schämen müsste.

Erleichtert schauen Jutta und ich uns an. Wortlos greift der Zerberus zwei Schritte weiter nach einem Holzkreuz und meint: »Nur dieses Modell wird vom Amt übernommen. Was soll bitte draufstehen?«

»Ich ... ich weiß nicht, ich habe mir noch keine Gedanken gemacht«, stottere ich, doch Jutta weiß die Antwort: »Name, Geburts- und Sterbedatum.« Erleichtert nicke ich.

»Sie müssen die Grabstätte auf dem Friedhof noch auswählen, folgen Sie mir bitte.« Jutta zieht mich hinter sich her. Ich drehe mich um, da steht er, der Sarg. Sein Sarg. Draußen, Buchsbaumbüsche, Dauergrün, dazwischen einsame rote Kerzenhalter, deren kleine Flammen kaum erkennbar hinter dem Kunststoffschutz brennen. Grabsteine, groß und mächtig. Tannennadelduft streift mich. Die Friedhofsangestellte bleibt stehen, spricht irgendetwas, doch das Geburts- und Sterbejahr eines Mannes sticht mir ins Auge. Jutta zieht mich weiter, ich rechne, 92, dieser Mann wurde so alt. Und

Ulli? Nächsten Monat wäre er 30 Jahre alt geworden. »Nein«, sagt Jutta, ich weiß zwar nicht, warum, nicke aber. Wieder setzen wir uns in Bewegung. Stolpernd erreichen wir Platz Nummer drei. Abgelegen, inmitten alter Gräber und hochgewachsener Bäume.

»Ja, diesen hier!« Hier ist es ruhig, fast schön, auch Jutta nickt.

»Junge Frau, bedenken Sie, dass im Herbst speziell an diesem Ort sehr viel Laub vorhanden ist.« Ich folge ihrer Hand, hohe Bäume über und neben uns, schön. »Dies erfordert sehr viel mehr Pflegearbeit. Von welchem Eingang werden Sie unseren Friedhof denn betreten, Norden? Süden? Osten? Vielleicht ist dieser Platz hier eher ungünstig?«

Norden, Süden, Osten, verdammt! Ich bin 28 Jahre alt, diesen Friedhof kenne ich nur von den Straßenschildern.

»Diesen Platz möchte ich haben. Diesen und keinen anderen.« Ich drehe mich um und gehe.

»Halt, Sie müssen doch noch den Kaufvertrag unterzeichnen!«

In meiner Wohnung werden die Wände, an denen das Bett befestigt war, neu gestrichen. Mit offenem Mund betrete ich den sonst so düster wirkenden Raum. Hell, ja sogar groß und freundlich ist er.
Vier weiße hohe Wände, zwei große Fenster, Dielenboden, alles andere verschwunden. Gut, dass ich letzte Nacht hier war. »Was wird nun daraus?«, meine Frage hallt durch den leeren Raum, »hättet ihr gedacht, dass der Raum so hell ist?«
Erst vor drei Monaten sind wir vom Elsass nach Freiburg zurückgezogen. Wir lebten dort in einem Haus, das meiner Mutter gehörte, doch ich war einsam und Ullis Veränderung nahm mir die Luft. Das praktische Hochbett konnten wir übernehmen.
»Also, ich würde das Zimmer zuschließen«, sagt Tanja, Fritz' Frau, beide von Vaters Helfertrupp.
»Du kannst gerne bei uns wohnen«, meint Fritz.
»Ich kümmere mich mit um eine andere Wohnung«, sagt Vater.
»So hell, das hätte ich nicht gedacht«, entfährt es mir. Irritiert schauen sie mich an. »Ich könnte das Wohnzimmer hierhin umsiedeln.«
»Nein! Dieses Zimmer ist doch nach dieser ... ich meine, nach seinem ... nun, es ist einfach nicht mehr bewohnbar«, sagt Tanja und sucht Unterstützung. Mein Vater grummelt, ich verstehe ihn nicht.
»Doch, ich werde die Kinder fragen und es mit ihnen besprechen.« Tanja kommt und legt mir den Arm um die Schulter: »Lisa, das ist jetzt einfach zu viel für dich, du kannst wirklich zu uns kommen, wir haben Platz, für Entscheidungen ist es doch viel zu früh.«

Ich winde mich aus ihrem Arm: »Nein, ich will heute wieder nach Hause.«

Hinterhofstille auf dem Balkon, die Sonne hat das Dach überschritten, Schatten macht sich breit. Leise tritt Jutta neben mich. Irgendwo öffnet jemand ein Fenster, laut klatscht ein Teppich gegen die Hauswand.

»Bevor ich die Kinder abhole, werde ich zu Ulli gehen«, sage ich. Sie nickt, unsere Blicke treffen sich.

»Soll ich dich begleiten?«, fragt sie leise. Die Blätter des Baumes im Nachbarhof zeigen ihre kleinen grünen Spitzen, bald werden sie sich entfalten.

»Nein, das ist lieb von dir, ich muss alleine gehen. Morgen, wenn ich mit den Kindern gemeinsam gehe, dann.« Sie nickt.

Zu Fuss gehe ich zum Friedhof, über mir strahlt der Himmel in schönstem Blau. Vereinzelt ziehen Schäfchenwolken träge dahin. Sitzt er dort und schaut mir zu? Als Urgroßmutter starb, fünf war ich, erzählte Mutter mir, dass sie jetzt auf einer Wolke sitzt und mir bei allem, was ich tue, zusieht. Ich war so begeistert, sprach mit ihr, winkte ihr in den Himmel. Doch mit den Wochen begann mich Urgroßmutters wachsamer Blick zu stören, denn es nutzte nichts, dass ich schnell rennen konnte, sie sah jeden Klingelstreich, jedes Geheimnis ward gelüftet: »Mama, sitzt die Urgroßmutter wirklich auf einer Wolke und sieht mich?« Mutter nahm mich auf den Schoß, lächelte und sagte: »Aber sicher, mein Schatz.« Im Religionsunterricht der ersten Klasse fragte der Lehrer, was mit den Toten geschieht. Ich sagte, dass sie auf den Wolken sitzen und uns zusehen. Einige der Kinder lachten. Der Lehrer schmunzelte, das sei ein schöner Gedanke. Dank des Lehrers Zweifel wurden meine Geheimnisse wieder geheim.

Ich werde meinen Kindern nicht erzählen, dass Ulli auf einer Wolke sitzt und uns beobachtet. Still liegt der Friedhof vor mir. Nur das Zwitschern der Vögel und das Knirschen meiner Füße im Kies begleiten mich. Buchsbäumchen, rote Windlichter, Steine, Kreuze. Ich gehe die durch Buchstaben gekennzeichneten Wege entlang, nirgends ein Ende in Sicht. Die Leichenhalle, unsicher öffne ich die Tür. Kälte schlägt mir aus dem langen, verzweigten Gang entgegen. Der Hall meiner Schritte durchbricht die kalte Stille. Das Hinweisschild »Büro« führt mich zu einem kleinen Raum, in dem ein Mann mit Kaffeetasse, in seine Zeitschrift vertieft, am Schreibtisch sitzt. Zaghaft klopfe ich an, er räuspert sich: »Ja bitte!« »Entschuldigung, ich suche Ulli Meyerfeld.« Sein Blick wandert über eine Liste zu seiner Rechten: »Zweiter Gang links, dritte Tür links, sie ist offen.«

»Danke!« Kurze bleierne Schritte. Vor der großen Doppeltür bleibe ich stehen. Mir ist kalt. Ich schließe die Augen und greife energisch nach der Klinke. Sie rutscht mir aus der feuchten Hand, die Tür schlägt gegen die Wand, der Hall rollt durch die Gänge. Er ist es wirklich! Kein Traum, Realität. Schnell trete ich ein, fasse reflexartig an sein Bein. Kalt. Ganz kalt. Seine Jeans, seine Hände gefaltet, darin eine rote Rose. Sein Hemd, Ulli! Seine Augen geschlossen. Sein Gesicht, so weich. »Ulli.« Meine Stimme wird von der Kälte geschluckt. Wo war dieses weiche Gesicht gestern, vorgestern? Wo warst du? So lange habe ich diese entspannten Gesichtszüge nicht mehr gesehen, fast vergessen, dass es sie einmal gab. Seine Hände, gefaltet, kalt, die Nägel, blau! Blau! Nein! Bitte nicht! Fassungslos begreifend, sehe ich seine

dunkelblauen Lippen. Ganz nah, ganz kalt. »Du bist erstickt!« Gepresst durchschneiden meine Worte die Stille.
»Wie konntest du nur so grausam zu dir sein?« Keine Reaktion.
»Warum?« Seine Hand kalt – tot – steif – fort! Doch den Ring, den trägt er wieder. Willst du das? Ich weiß es nicht.
»Hörst du mich?« Mein Hals schnürt sich zusammen. »Bin ich nichts wert gewesen für dich?« Ich starre auf seine Brust, vergebens. Die Zahnspange blitzt glänzend zwischen seinen Lippen hervor. Du wolltest unbedingt gerade Zähne haben. Im Mai wäre sie entfernt worden. Im Mai wärest du dreißig geworden. Dumpf fällt die Tür ins Schloss, ich muss mich zwingen, nicht zu rennen. Der Wärter kommt mir auf dem Flur entgegen. »Entschuldigung! Bitte könnten Sie Herrn Meyerfeld den Mund richtig schließen?«
»Selbstverständlich.«
Vor der Tür die Sonne, düster und böse die Stimme in mir: »Du bist schuld, du hast ihn dorthin getrieben. Du hast ihm nicht die Hand gegeben. Du hast ihm seinen 30. Geburtstag genommen.«
Auf einer von der Sonne beschienenen Bank lasse ich mich nieder. Alles vorbei. Keine Hoffnung mehr. Das Immergrün der Gräber verschwimmt in meinen Tränen.

Ich sehne mich nach den Kindern, fahre aus der Stadt hinaus, freue mich auf ihre Lebendigkeit, ihr Lachen.
Mutter hat Brote geschmiert. »Ich dachte, du hast vielleicht Hunger«, sagt sie und lächelt. Der Vorwurf ist aus ihrem Blick verschwunden, sie nimmt mich kurz in den Arm, die Anspannung fällt ab. Die Brote sehen lecker aus, mein Magen schmerzt, ich habe heute noch gar nichts gegessen. »Danke.« Ich erinnere mich

nicht, wann ich das letzte von Mutter geschmierte Brot gegessen habe, beiße herzhaft hinein, am Gaumen bleibt ein dickes Stück Butter kleben. Ich muss lachen: »Du machst immer noch dicke Butterstreifen.«

Sie schaut mich an, lächelt: »Sicher, anders geht es auch nicht, die Butter ist zu hart.«

Ich betrachte sie, schmunzle und nicke. Sie reibt ihre faltigen, schmalen Hände: »Es war ein schöner Tag mit den Kindern, Hannah hat eine Stunde geschlafen.«

»Danke, für mich war es auch gut.«

»Wie geht es dir?«, flüstert sie über den Tisch.

»Warum flüsterst du?«

Sie verdreht die Augen und deutet zu Tim und Hannah, die auf dem Boden sitzen und Bilderbücher anschauen.

»Ich weiß nicht, wie es mir geht«, antworte ich in normaler Lautstärke. Tim schaut zu mir, ich schicke ihm einen Handkuss, er springt auf und setzt sich auf meinen Schoß.

»Tim, wir hatten doch einen schönen Tag, oder?«, will Mutter wissen. Er nickt, sagt nichts. Sie sieht mich an, hält den Zeigefinger vor den Mund: Ich soll nichts mehr sagen. Mein Magen krampft sich zusammen.

»Tim, sollen wir gehen?«

»Ja.«

DIE KINDER SITZEN IM BUS, ich knie mich vor sie, schaue von einem zum andern: »Ich würde heute gerne wieder zu Hause schlafen.«

»Ich auch«, meint Tim. »Mama, hast du das Zimmer denn ausgeräumt?«

»Das Schlafzimmer ist leer, aber *ich* habe es nicht ausgeräumt. Der Opa und noch ein paar andere haben das für uns getan.«

»Was hast du denn gemacht?«

»Ich war bei Ulli.«

Ich betrachte sein fragendes Gesicht: »Soll ich dir erzählen, wie es dort ist, wo er jetzt ist?«

Stumm nickt er und schaut zum Fenster hinaus.

»Ulli liegt in einem Sarg, in einem Gebäude auf dem Friedhof. Er trägt seine Kleider, die Jeans, sein blauweiß gestreiftes Hemd ...«

Hast du dir einmal Gedanken gemacht, wie das für deine Kinder wird?, denke ich. Hast du das?, schreit es in mir.

»Auch seine Turnschuhe trägt er. Weißt du, Tim ...« Er schaut mich an. »Ulli sieht aus, als könne er einfach aufstehen.« Ich greife nach seiner Hand. »Aber er kann nicht mehr aufstehen. Wenn man tot ist, kann man sich nicht mehr bewegen, das Herz hört auf zu schlagen.« Er nickt. »Der Körper wird kalt.« Wir nehmen uns in den Arm, halten, warten.

Schweigend erreichen wir Freiburg.

Wieder suche ich vor der Haustür nach meinem Schlüssel und Tim streckt sich nach dem Klingelknopf. Wackelig steht er auf seinen Zehenspitzen, seine ausgestreckten Finger krabbeln an der Wand nach oben, gleich! Sacht berührt er den Knopf, doch da sackt er in sich zusammen und unsere Blicke treffen sich.

»Keiner da, Mama.«

»Ja, keiner da.« Der Lärm der Straße mischt sich in meine Worte.

»Kannst aber trotzdem klingeln.«

Er schüttelt den Kopf.

Schüchtern betreten die Kinder die Wohnung. Als wir jedoch in das von der Abendsonne durchflutete ehemalige Schlafzimmer

treten, zerfällt ihre Schüchternheit. Hannah will von meinem Arm hinunter und krabbelt neugierig umher.
»Groß, nicht wahr?«, sage ich. Tim nickt und geht von einer Wand zur anderen, jede wird berührt.
»Das Bett ist fort!«
»Mhm, im Keller.«
»Wo schläfst du jetzt?«
»Vorerst drüben im alten Wohnzimmer.«
»Was kommt jetzt hier rein, Mama?«
»Ich dachte, es wäre schön, wenn wir unser Wohnzimmer und den Esstisch hierher umsiedeln, was hältst du davon?«
Schweigend blickt er sich um. Dann nickt er.
Von Hannah krabbelnd und brabbelnd verfolgt, schieben wir das Sofa in den leeren Raum. Es dauert eine Weile, bis wir uns einig sind, in welcher Ecke es am besten steht. Stolz lassen wir uns darauf plumpsen. »Give me five, Tim!« Er schlägt ein. Bilderlose Wände strahlen uns an, der alte Dielenboden dunkelbraun. Gedämpft dringt der Straßenlärm herein. Erwartungsvoll klettert Hannah auf meinen Schoß. Bewegungslos hängen Ullis braune Gardinen an der Vorhangstange, sie sind das Einzige, was von seiner Einrichtung noch vorhanden ist. Ich fand sie hässlich, er jedoch war für die Ausstattung des Schlafzimmers zuständig und ihm haben sie gefallen. »Sie verbannen das Licht der Straße«, hatte er gemeint.
»Mama? Das sind Ullis Gardinen.«
»Bitte? Ullis Gardinen? Ja, stimmt.«
Schweigen.
»Mir gefallen sie nicht«, äußere ich.
»Warum gefallen sie dir nicht, Mama?«

»Ich finde sie düster, dunkel und schwer.«
Nach einer langen Weile antwortet er: »Stimmt.«
»Sollen wir andere aufhängen?«, frage ich ihn. Wieder schweigt er. Das Warten auf seine Antwort fällt mir schwer. Ich will diese Vorhänge nicht haben ... dann endlich:
»Was für andere, welche Farbe?«
»Gelb, dachte ich, gelb ist hell und freundlich.«
»Hm! Lieber blau«, meint er.
»Auch dunkel«, antworte ich. »Gelb ist wie die Sonne, gelb ist hell und warm. Aber wenn ich ehrlich bin, habe ich noch zwei gelbe Stoffbahnen, dann müssten wir nichts kaufen!«
Tim grinst: »Mama, rosa wäre doch schön.«

»Rosa, ja klar, oder himmelblau mit Schäfchen.«
»Rosa mit Wolken.«
Lachend wirft er sich in meinen Arm. »Das fehlt noch«, erwidere ich mit gespielter Ernsthaftigkeit, »himmelblaue Schäfchenwolken mit rosa Augen.« Er lächelt und schüttelt verneinend den Kopf.
»Hilfst du mir?« Mit dem Kopf deute ich auf die Vorhänge. Er nickt und steht auf. Gemeinsam lassen wir sie auf den Boden fallen. Hinter dem Vorhang im Flur entdecke ich die gelben Bahnen und Ullis schwarzweiß-karierten Pullover, beides trage ich ins neue Wohnzimmer.
Es ist spät, ich liege im ehemaligen Wohnzimmer auf meinem provisorischen Bett aus Luftmatratzen. Morgen werde ich mir einen Futon kaufen. Ulli wollte nie einen Futon: »Zu hart«, hatte er gesagt. Ich spüre eine leise Vorfreude, doch sofort meldet sich die Stimme in mir: »So, das sieht dir ähnlich! Er liegt in der kalten Kammer in einem Sarg und du freust dich auf ein neues Bett.« Schnell drehe ich mich auf den Bauch, drücke mein Gesicht ins

Kissen und halte mir die Ohren zu. Fort ihr Gedanken, fort. Doch die Bilder des Tages erscheinen in meiner atemlosen Dunkelheit: der Sarg, das Kreuz, seine Hände, seine kalten, blauen Hände. Immer wärmer wird das Kissen. Da sind sie, seine blauen Lippen, der Striemen am Hals. Fester drücke ich mein Gesicht ins Kissen, die Hitze der verbrauchten Luft bringt meine Haut zum Glühen, dennoch kann ich nicht aufhören, mich hineinzupressen. Mir wird übel, die Bilder verschwimmen, ich bekomme keine Luft. Mit einem Ruck drehe ich mich um, richte mich auf und ziehe gierig die Luft durch Mund und Nase ein.
Das fahle Licht der Straßenlaterne erhellt schattenhaft den Raum. Tim seufzt entspannt, rollt sich auf die Seite. Sacht berühre ich seine Schulter, warm. Er ist ganz warm, ganz lebendig, ganz weich. Du hast alles noch vor dir, alles! Ich kämpfe, für dich, für euch und auch für mich, ich will eine Chance auf ein eigenes Leben, trotz dieser Erfahrung, keine Wiederholungen mehr. Du und Hannah ... Hannah!? Ich habe sie einfach in ihr Bett gelegt, als ob das alles nichts mit ihr zu tun hätte! Aber sie fühlt doch, dass alles anders ist und wird morgen allein im Zimmer aufwachen.
Vorsichtig verlasse ich das Bett, den Raum, leise, damit die Dielen nicht quietschen. Da liegt sie, den Windelpopo in die Höhe gestreckt. Meine süße Kleine, vorsichtig nehme ich sie heraus, auf meinem Arm wacht sie auf und legt den Kopf auf meine Schulter. Verschlafen schaut sie mich lächelnd an. »Du darfst auch bei mir schlafen, so wie Tim.«
Warm und weich ihre Babybacke. Ich lege sie neben mich, sie seufzt, streckt sich aus und schläft wenige Minuten später wieder tief und fest.
Gleichmäßiges Atmen rechts und links neben mir.

Die Sonne scheint, doch ihre Strahlen fallen nicht in unsere Küche.

»Tim, möchtest du Ulli noch einmal sehen?« Konzentriert schaut er mich an. »Du musst nicht, aber es ist nur noch bis zur Beerdigung möglich, danach ist sein Körper für immer fort.«

»Mama, ich will unbedingt dorthin, wo Ulli ist.«

Ohne zu blinzeln, hält er meinem Blick stand.

»In ein paar Tagen wird er beerdigt.«

Seine Stirn schlägt Falten.

»Weißt du, was das ist, mein Schatz – beerdigen?«

Stumm verneint er.

»Soll ich es dir erklären?«

Er nickt und schaut mir offen ins Gesicht.

»Ulli liegt in seinen Kleidern in einem Sarg aus Holz, ähnlich einer schönen, großen Kiste. In der Hand hat er eine rote Rose, die ist von mir.« Ein Flugzeug fliegt über unser Haus. »Auf dem Friedhof wird in ein paar Tagen ein tiefes Loch für Ulli gegraben, da hinein wird er in seinem Sarg gelegt. Anschließend kommt die Erde wieder oben drauf.«

Bedächtiges Nicken, ernste Augen.

»Ich will zu Ulli!«

»Okay, mein Schatz. Wir können heute gehen, Ruben und Jutta wollen auch mit.« Ein zustimmendes Lächeln huscht über sein Gesicht.

Hannah, die die ganze Zeit still auf meinem Schoß gesessen ist, greift mir ins Gesicht. »Und du, meine Kleine, möchtest auch mitkommen und Ulli adda sagen?« Sie nimmt ihre Hand aus meinem Gesicht, schaut mich ernst an, winkt und sagt: »Adda, adda.« Kein Lachen, wie sonst, still legt sie den Kopf auf meine Schulter.

Beim Spülen melden sich Zweifel. War ihr ernstes Winken Zufall? Energisch drücke ich den Milchtopf durch den dichten Schaum des Spülwassers. Kinder begreifen durch Fühlen, sie spüren, wenn etwas nicht stimmt. Fühlbegreifen, habe nicht auch ich über das Fühlen die unausgesprochenen Dinge gespürt? »Mutter, ich glaube, ihr liebt euch nicht mehr!« Meinen ganzen Mut hatte ich damals zusammengenommen, um Mutter diesen Satz zu sagen. Es gab keinen handfesten Grund, ich hatte nur ein Gefühl, eine Ahnung, die sich bis hin zur Angst steigern konnte. »Was für ein Quatsch! Du hast vielleicht eine Fantasie, mein Kind!«, so ihre Antwort damals.

Energisch schrubbe ich mit der Bürste den Milchtopfboden. Schon bald nach diesem Gespräch schliefen meine Eltern getrennt. Hätte mir eine aufrichtige Antwort geholfen? Was wäre, wenn ich in meinem Empfinden bestätigt worden wäre? Wenn Mutter ihre eigene Unsicherheit preisgegeben hätte? Meine Hand krallt sich unter Wasser an der Spülbürste fest. Wie ein Blitz schießt mir der Gedanke durch den Kopf: »Ich hätte gelernt, meiner Wahrnehmung zu vertrauen.« Im Spiegel über dem Spülbecken betrachte ich mein fragendes Gesicht: »Woher willst du das wissen?«, flüstere ich mir zu.

Das Telefon klingelt, erschreckt ziehe ich den Topf aus dem Spülbecken. »Mama! Oma am Telefon!«

»Oh, hallo!«, sage ich in den Hörer und wische die linke Hand an der Hose trocken. Mutter schweigt, dann höre ich sie tief einatmen, mein Rücken spannt sich an. »Nimmst du die Kinder jetzt tatsächlich mit ins Leichenschauhaus?« Mir bleibt keine Zeit zu antworten. »Also, wenn es schon sein muss, dass die armen Kinder den toten Vater anschauen müssen, dann soll wenigstens die kleine Hannah zu Hause bleiben dürfen. Kind, es macht mir wirklich nichts aus zu kommen, du brauchst dir wegen mir auch keine Gedanken machen, ich bekomme zur Zeit wieder besser Luft.« Oh nein, ich habe die letzten Tage gar nicht an ihren Gesundheitszustand gedacht, ich habe vergessen, sie zu fragen, wann die nächste Chemotherapie stattfindet, habe vergessen, nach dem Tumormarker zu fragen. »Ich kann also wirklich zu dir kommen, hast du mich gehört?«

»Ja, Mutter, ich habe dich gehört.« Um weiterreden zu können, muss ich mich räuspern. »Ich bin davon überzeugt, dass es auch für Hannah wichtig ist, Abschied zu nehmen«, sage ich und hoffe, dass das Zittern meiner Stimme auf dem Weg von hier aufs Land verloren geht. Hätte ich gestern doch nur nichts zu ihr gesagt!

»Hannah ist zu klein«, erwidert sie sofort, »sie wird einen Schock erleiden, sie wird es nicht verarbeiten, nicht verstehen können. Bestimmt bleibt ihr ein dauerhafter Schaden. Willst du das?« Ihre gepressten Worte knallen wie Peitschenschläge an mein Ohr.

»Ich habe mit den Kindern gesprochen, Mutter. Hannah will mit.«

»Woher willst du denn wissen, dass Hannah wirklich mit will, sie hat doch noch gar keine Meinung und kann ja noch nicht einmal sprechen. Sie kann doch gar nicht sagen, was sie will! Mensch, Kind, was geht nur in dir vor?« Eindringlich und leiser setzt sie hinterher: »Denk einmal nicht nur an dich, sondern auch an die armen Kinder.«

Tim zupft an meinem Pullover: »Ich muss mal!«

»Entschuldige, Mutter, Tim muss aufs Klo.«

»Melde dich, wenn du mich brauchst, ich tue alles für dich, das weißt du.«

Tim hüpft vor mir die Treppe zur Zwischentage des Hausflurs hinunter. »Mama, wartest du?« Ich streiche ihm über den Kopf: »Sicher!« Er schließt die Tür, ich setze mich auf die kalten Steinstufen. Vielleicht hat sie ja recht. Sie sorgt sich ja um die Kinder, woher will ich wissen, dass das, was ich mache, stimmt? Getrieben stehe ich auf und gehe vor der Toilettentür im engen Kreis. Hannah, sie wird sich nicht erinnern können, ob sie dabei war oder nicht. Ist es dann nicht egal? Was ist mit den Fühlerinnerungen, die verborgen in uns schlummern? Oder ist es die Seele, die sich erinnert an die Schmerzen und an die Zufriedenheit der Kleinkindzeit? Was soll ich glauben? Wohin soll mein Leben gehen? Unsicher formen sich meine Gedanken. Ich glaube, dass Hannah, wenn sie eingebettet ist in das, was geschieht, es heute schon verarbeitet und das Geschehene in ihre Welt integriert. Es ist doch nicht nur unser Verstand für unsere Verarbeitung entscheidend, das Gefühl spielt doch auch eine wichtige Rolle oder etwa nicht? Enger und schneller ziehe ich meine Kreise vor der Toilettentür. Dies alles ist Teil ihrer Geschichte, achtsam werde ich sein und auf ihre Reaktionen eingehen. Gut, dass Jutta und Ruben uns begleiten. Gut, dass ich gestern allein bei Ulli war. Ich bleibe stehen, kühle meine Stirn an der Steinwand. Ich werde sie mitnehmen.
Die Tür fliegt auf: »Fertig!«
Ich rufe Mutter nicht zurück. Als wir die Wohnung verlassen, sitzt Hannah im Tragetuch, Tim hält meine Hand. Erst als wir Ruben und Jutta, wie verabredet, an der Kreuzung treffen, lässt er meine Hand los und rennt mit Ruben hin und her. Plötzlich kommt er aufgeregt angelaufen, in der Hand abgerupfte Blätter und Gräser: »Mama, die lege ich auf Ulli drauf.« Blätter! Es kostet mich enorme Kraft, sie ihm nicht aus der Hand zu nehmen.

Seine Augen leuchten: »Du hast ja auch eine Blume draufgelegt, hast du gesagt!«

Ihm hatte ich diese Möglichkeit nicht gegeben, mir bleibt nur ein Nicken.

Den Rest des Weges hüpft er vor uns her, die Blätter fest in der Hand.

Als wir das Gebäude betreten, wirken die Kinder klein und verletzlich. Einen Moment bleibe ich stehen, Hannah sitzt entspannt und schaut sich um, Tim nimmt meine Hand. Unser Hall prallt von den Wänden zurück. Vor Ullis Tür bleibe ich stehen, Stille. Jutta öffnet, wir treten ein. Trauer und Wut mischen sich in meinem Innern.

Hannah schaut zu Ulli hinab und dann zu mir, immer und immer wieder wandert ihr Blick zwischen ihm und mir, dann legt sie ihren Kopf an meine Schulter. Die Jungs verteilen sorgsam ihre Blätter auf Ullis Bauch, jedes findet seinen Platz. Als alle Blätter und Gräser verteilt sind, will Jutta mit Ruben hinaus. »Tim, sollen wir zwei noch bleiben?« Er nickt. »Hannah, gehst du mit Jutta raus? Ich will noch kurz mit Tim hier bleiben.« Geübt schäle ich sie aus dem Tuch: »Bis gleich, mein Schatz.« Sie winkt, ich winke zurück, Jutta schließt die Tür.

Da stehen wir und schauen uns an. »Willst du auf meinen Arm?« Er streckt mir seine Hände entgegen.

Lange stehen wir schweigend an Ullis Füßen. »Mama, darf ich sein Bein anfassen?« Zart und weich seine Stimme. »Nein, nein, um Gottes Willen!«, schreit es in mir und ich spüre die Wut über Ullis Tat. Wieso tust du ihm das an? »Tim, er ist kalt. Das Bein ist kalt.« Er nickt, schaut mich an, ich muss mich nach vorn beugen, damit er das Bein berühren kann. Seine kleine Hand auf dem großen Oberschenkel. Ich muss die Augen schließen, atmen, damit die Kraft nicht schwindet, damit ich so lange durchhalte, wie er ihn anfassen muss. Trauer, Wut, Ohnmacht und Liebe, alles hilft, die Kraft zum Halten zu finden. Ewig erscheint es mir, ewig nimmt er seine Hand nicht fort. Dann lässt er los, richtet sich mit mir auf, schaut mich offen und ernst aus blauen Augen an: »Er ist wirklich kalt, Mama.« Verschwommen sehe ich sein tränenfreies Gesicht.

»Mama, was ist das da?« Um meine Stimme ringend presse ich die Worte hinaus: »Das ist der Deckel für den Sarg. Bei der Beerdigung wird der Sarg damit verschlossen.«

Erleichtert seufzt er: »Das ist gut, Mama, dann fällt ihm kein Dreck ins Gesicht.«

Ich muss ihn küssen: »Ja, da hast du recht!«

Tim wird von Minute zu Minute schwerer. »Können wir gehen, Tim?«

»Nein.« Immer noch haftet sein Blick auf Ulli. »Darf ich seine Backe anfassen?« Der Kloß in meinem Hals droht mich zu ersticken. Er wird die Striemen, die blauen Lippen sehen. Nein, nein, nein, das halte ich nicht aus. Mit bleischweren Beinen trete ich zu Ullis Kopf. Tief bückt Tim sich hinab und legt ihm seine offene Hand auf die Wange. Ich kann nichts mehr erkennen, würde am liebsten schreien und kämpfe um meine Kraft, ihn halten zu können. Tim nimmt sich seine Zeit. Als wir uns wieder aufrichten, meint er: »Mama, die Backe ist auch kalt.«

»Ja, die ist auch kalt.«

»Tim, möchtest du Ulli noch was sagen? Du kannst es auch leise tun.«

»Hab ich schon, Mama.«

Perplex schaue ich ihn an. »Können wir gehen?«

»Ja, Mama!« Ein letzter Blick, dann fällt die Tür ins Schloss.

Ich muss mich zügeln, um nicht hinauszurennen. Vor der Tür die Sonne, endlich Wärme.

Tim ist schon am nächsten Baum, will hinaufklettern. Oh nein! Das nicht! Der kann doch jetzt nicht klettern, so als wäre alles normal: »Komm runter, los!« Verdattert schaut er mich an, aber ich kann nicht anders, ich kann das Klettern jetzt nicht ertragen. Enttäuscht kommt er zu mir zurück, wir gehen.

Am nächsten Morgen steht die Todesanzeige in der Zeitung. Schlicht und einfach, in der Mitte sein Name, darüber mein Satz, den ich immer und immer wieder lese. Es läutet, atemlos kommt Jutta die Treppen heraufgerannt: »Hast du schon gesehen, die Zeitung?«

»Ja, komm, setz dich her.« Als sie am Tisch sitzt, nehme ich meine Zeitung zur Hand und lese ihr vor: »Wir werden lernen, mit deiner Entscheidung zu leben.« Ungläubig starrt Jutta zu mir herüber: »Lisa, das steht da nicht!« Sie zieht ihre Zeitung aus der Tasche: »Da steht: Wir werden lernen, deine Entscheidung zu akzeptieren.«

Das Blut gefriert mir in den Adern, akzeptieren, nein, nicht akzeptieren, leben, leben muss es heißen. »Akzeptieren, für mich bedeutet das: passiv hinnehmen.« Wütend zerknülle ich das Papier: »Ich muss es ihr falsch gesagt haben.« Ich treffe direkt in den Papierkorb. Ich will nicht, dass es so in der Zeitung steht, wieder habe ich alles falsch gemacht. Jutta kommt, legt mir den Arm um die Schulter. »Lass es gut sein, er ist trotzdem nicht schlecht, dein Satz, niemand wird merken, dass er falsch ist.« Sie steht auf, geht hinaus und ruft aus der Küche: »Ich koche uns einen Kaffee, okay?«

Ich bleibe sitzen, bin traurig und allein.

Am liebsten würde ich mich verstecken, doch die Kosten für die Beerdigung müssen im Voraus geklärt werden. Meine finanzielle Situation ist schlecht, beim Durchforsten von Ullis Unterlagen habe ich festgestellt, dass er vor einem halben Jahr seine Lebensversicherung storniert hat. 1000 DM werden mir laut Versicherung nur ausbezahlt. Am Ostersonntag, zwei Wochen vor Ullis Tod, hatte ich mich, durch Jutta unterstützt, entschieden, einen Sozialhilfeantrag für die Kinder und mich zu stellen. »Ulli ist krank«, hatte sie nach dem Eiersuchen im Opfinger Wald zu mir gesagt, »wie lange willst du denn noch warten? Ihr seid verschuldet, eure Pläne nicht mehr durchführbar. Er kann doch, so wie er drauf ist, niemals in den Semesterferien arbeiten. Lisa! Mach doch endlich die Augen auf.« Ulli saß in seiner braunen Lederjacke mit trübem Blick auf einem Baumstumpf. Ob er Jutta und mir zuhörte, weiß ich nicht. Den Antrag zu stellen war für mich das offizielle Eingeständnis, dass ich versagt hatte, dass wir unser Leben selbstständig nicht geschafft haben. Und doch wusste ich, dass es keinen anderen Ausweg gab.

Dem Antrag wurde bis jetzt noch nicht stattgegeben, auf unserem Konto befinden sich nur Schulden, nicht einmal die Beerdigung kann ich finanzieren. Langsam fahre ich mit dem Fahrrad durch die Stadt. Wo bin ich gelandet, wo soll das enden? Ein Stuhl in der Warteschlange des Sozialamtes ist noch frei. Gut, dass Jutta mir von Sonderzuzahlungen erzählt hat. Seit vier Jahren, seit Rubens Geburt, meistert sie ihr Leben als alleinerziehende Mutter mit Hilfe dieses Amtes. Die Frau neben mir hustet, sie sieht krank aus, auf ihrem Schoß ein kleines Kind. Nervös rutsche ich hin und her. Was wird der Sachbearbeiter zu mir sagen? Keifend tritt eine Frau mit drei Kindern aus einem der Beratungszimmer.

Ich verstehe ihre Sprache nicht, wütend ist sie, orientierungslos schauen die Kinder den Flur hinab. Wie viele Jahre werde ich in dieser Schlange sitzen? Feucht kleben meine Hände auf der Tasche. Atmen, nichts denken, nichts fühlen, alles wird gut. Wieder geht eine Tür auf, eine Frau tritt heraus, sie sieht zufrieden aus. Weiter hinten lachen zwei Erwachsene. Plötzlich steht ein kleines Mädchen vor mir, lächelt mich an. Unsicher lächle ich zurück. Wie alt mag sie sein? Vier? Vielleicht auch fünf. Niemand schaut nach ihr, dann aber ruft eine Stimme: »Loridana, Loridana!« Schnelle Schritte auf dem Gang, ein Mann in Cordhose und kariertem Hemd nimmt erleichtert das Mädchen auf den Arm. Schweißperlen bedecken seine Stirn. Er nickt mir lächelnd zu und

trägt sein Kind fort. Im grauen Linoleum des Flures versuche ich blinzelnd, meine Tränen fortzuwischen.

Endlich bin ich dran. »Nehmen Sie bitte Platz«, sagt der Sachbearbeiter, ohne aufzublicken, dann schlägt er den Ordner zu und schaut mich an. Er lächelt. »Ich habe vor Kurzem einen Sozialhilfeantrag gestellt«, sage ich gefasst. »Ihr Name?« »Lisa Meyerfeld.« Geschwind gibt er meinen Namen in seinen Rechner ein. »Ich kann leider noch nicht sagen, ob Ihrem Antrag stattgegeben wurde. Sie werden schriftlich informiert.« Unruhig wandert mein Blick zwischen seinem freundlichen Lächeln und einer Yuccapalme hin und her. »Es ist so, also ... mein Mann hat sich am Sonntag erhängt.« Sein Lächeln erlischt: »Nein!«, sagt er. »Doch!«, erwidere ich. Jetzt huscht sein Blick zwischen mir und dem Computerbildschirm hin und her. »Sie haben zwei kleine Kinder, vier und ein Jahr alt. Das tut mir sehr leid für Sie.«

Ich konzentriere mich auf meinen Atem, nicht weinen, nicht hier, nicht jetzt. Er räuspert sich und legt los: telefoniert, gibt Daten ein, fragt nach dem Totenschein und vielem mehr. In seinem Eifer kann ich mich beruhigen. Erleichtert holt er Luft: »Frau Meyerfeld, machen Sie sich um die Beerdigungskosten keine Sorgen.« Er steht auf und streckt mir seine Hand über den Schreibtisch: »Das Amt wird die Kosten tragen.« Weich und fest sein Händedruck. »Danke, vielen Dank«, erwidere ich.

Im Flur nur noch vereinzelt Wartende, ein umgekippter Stuhl, eine vergessene Jacke. Erleichtert fahre ich nach Hause. Bei der Unterführung am Bahnhof lasse ich das Rad ungebremst laufen, der Schwung reicht aus, um auf der anderen Seite wieder hinaufzukommen. Fahrtwindtränen verwischen mir die Sicht.

Meine Tasche lasse ich schon im Flur fallen, ich will Musik, ich will die Melodien, die mir in den letzten Tagen so wichtig geworden sind. Zwei Musikstücke, die meine Traurigkeit, meine Wut, meine Hoffnung widerspiegeln, so als wären sie nur für mich komponiert worden. Für mich! Lächelnd lasse ich mich von der Musik einfangen. Diese Lieder auf der Beerdigung, das wäre einfach schön. Würde ihm das gefallen? Woher soll ich das wissen, mir, mir und den Kindern gefallen sie. Schnell rufe ich Fritz an, er macht immer alles, was bei Festen mit Musik zu tun hat. Er findet die Idee von Popmusik auf der Beerdigung gut, das bestärkt mich, er wird sich um alles Weitere kümmern.

Im Hinterhof lacht Corinna, sie und ihr Freund Kurt sitzen in ihrer grünen Oase, beide winken. Sie sind die Einzigen hier, mit denen ich Kontakt habe, und ich bin über meine Anonymität froh. Daheim im Dorf wäre das anders. Dorf! Mutter, was wird sie sagen, wenn sie hört, dass Popmusik gespielt wird? Beerdigungen folgen doch vorgegebenen Ritualen, Popmusik gehört nicht dazu. Was mache ich nur, Mutter ist dem Dorf ausgesetzt, ich muss doch Rücksicht auf sie nehmen. Nagend breitet sich mein schlechtes Gewissen aus.

Es läutet Sturm, die Kinder kommen. »Mama, Mama, da läuft ja Ullis Lied!«, ruft Tim und stürmt ins Wohnzimmer: »Komm, Mama!« Mit Hannah auf dem Arm gebe ich mich unseren Melodien hin. Jutta und Ruben tanzen mit.

»Was haltet ihr davon, wenn wir diese Lieder bei Ullis Beerdigung laufen lassen?« »Schön!«, sagt Tim. Ruben nickt und Jutta meint: »Das wäre wirklich schön. Bist du sicher, dass du sie dann auch aushältst?« Juttas Frage verunsichert mich, denn ich weiß nur, dass sie mich hier so sehr berühren, mir jetzt alle Gefühle miteinander verbinden. »Ich weiß es nicht, Jutta, ich weiß es nicht.«

Wieder hat die Nacht den Tag gestohlen, die Kinder schlafen, die Musik läuft, das Telefon klingelt. »Hallo mein Kind, ich wollte hören, wie es dir geht und ob ich für die Beerdigung noch etwas tun kann.«

»Es ist jetzt alles geklärt, Rudolf aus Nürnberg wird mit seiner Frau Sabine kommen, er hält die Trauerrede.«

»Das ist aber schön, er ist doch Pfarrer?«

»Ja, aber ich möchte nicht, dass es zu religiös wird.«

Mutter seufzt: »Ich weiß, ich weiß.«

Sabine ist eine alte Bekannte aus WG-Zeiten, wir haben uns, trotz der Entfernung und unterschiedlicher Lebensweise, nie ganz aus den Augen verloren und uns immer wieder mal gegenseitig besucht. Sie war entsetzt, als sie hörte, was geschehen ist.

»Mutter, Rudolf macht es gerne und ich bin mir sicher, dass er passende Worte findet.«

»Nun gut«, entgegnet sie, »hat das mit den Blumen denn alles geklappt?« »Ja«, antworte ich und denke: Jetzt oder nie! »Mutter, ich habe heute beschlossen, ein Lied von Simply Red und eines von Michael Jackson bei der Trauerfeier spielen zu lassen.« Ich kneife die Augen zusammen.

»Bitte? Popmusik?«

»Ja, schau, mir ist diese Musik so wichtig, ich ...«

»Kind, das kannst du mir nicht antun. Es kommen auch Leute von hier. Es gehört sich nicht, Popmusik auf einer Beerdigung zu spielen. Was sollen denn die Leute denken?«

»Es braucht ja keiner zu kommen!«, antworte ich gereizt.

Ein tiefer Seufzer huscht über die 20 Kilometer Entfernung in meine Wohnung: »Tja, ich habe schon verstanden!« Gekränkt legt sie auf. Mit dem Hörer in der Hand bleibe ich stehen: Ich muss doch auch mal an sie denken! Schließlich muss sie sich vor den Leuten im Dorf rechtfertigen. Sie steht ja jeden Tag in ihrer Boutique und nicht ich. Ich lege den Hörer auf, nehme ihn wieder ab, vielleicht nur *ein* Lied? Ich wähle. »Hallo!« »Jutta?« »Ja, was ist?« Ich bin verblüfft, versehentlich habe ich Juttas Nummer gewählt. Ich erzähle ihr, was passiert ist. Sie lacht leise: »Solche Fehlleistungen sind manchmal gar nicht schlecht.«

Nach diesem Telefonat rufe ich Mutter nicht mehr zurück.

Jutta kommt am nächsten Morgen zum Kaffee. »Ach, Jutta, ich schlafe schlecht.« »Wundert dich das?«, entgegnet sie. Ich zucke mit den Schultern. »Weißt du die Träume noch?« Ich schüttle den Kopf: »Nur in Fetzen und wer in etwa darin vorkommt: Ulli, Mutter, und immer, wenn ich aufwache, fühle ich mich, als säße ein Elefant auf meiner Brust. Heute Morgen schoss mir ein Gedanke in den Kopf ...« Ich huste, um Zeit zu gewinnen: »Also, ich will nicht, dass meine gesamte Verwandtschaft mit in der ersten Reihe sitzt. Ich hätte gerne, dass du, na ja und Ruben

und ich mit den Kindern in der ersten Bank sitzen.« Sie grinst und erwidert trocken: »Dann mach es anders!«
»Du bist lustig, wenn ich das meiner Mutter mitteile, bricht ihre Welt zusammen. Die Leute werden fragen: ›Warum?‹ und, und, und.«
»Ja und?« Ich schlucke die Härte ihrer Worte hinunter.
Jutta schaut mich ausdruckslos an, zuckt mit den Schultern und meint: »*Du* entscheidest.«
Das Kirchenbankbild lässt mich den ganzen Tag über nicht mehr los. Ich versuche, es zu ignorieren, wasche, räume auf, obwohl es nichts zu räumen gibt. Marvin ruft an, ihm erzähle ich von meinem Dilemma. Er bestärkt mich: »Wenn du sie anrufst, stell dich aufrecht hin, schließe die Augen und konzentriere dich. Das hilft, mach ich auch, wenn ich meiner Mutter etwas Wichtiges sagen will.« Wir lachen, ich lege auf.

Der Wunsch, es zu tun, und die Angst vor der Durchführung, vor dem Aussprechen des Satzes, werden immer größer. Es bleibt nur: Jetzt oder nie!
Mutter hört mir schweigend zu. Kein Ton in der Leitung. Ich richte mich noch mehr auf, ich glaube, sie weint. Ich schließe die Augen, beginne, im Stillen zu zählen. Bei 80 sagt sie: »Ich werde den anderen Bescheid geben«, dann legt sie auf. Völlig erschöpft sinke ich auf meinen Futon und freue mich auf den Schlaf.

Heute ist es so weit. Vor den Kindern wache ich auf und würde am liebsten davonlaufen. Ich will die Musik und habe doch Angst vor ihrem Erklingen. Ich will mit Jutta und den Kindern allein in der ersten Reihe sitzen und habe doch Angst vor den gekränkten Gesichtern. Ich schleiche aus dem Bett, im Alibert-

Spiegelschrank sehe ich mich, achtundzwanzig, mein Leben ein Trümmerhaufen. Ich greife nach der Zahnbürste, Ullis Parfüm fällt aus seinem Fach – blitzschnell fange ich es auf. Gerettet! Wo war ich nur letzten Sonntag?

Kühl liegt es in meiner Hand, behutsam schraube ich den Deckel ab. Ulli!

Wieder diese Sonne, heute ist ein wunderschöner Tag, welch ein Irrwitz! Mit den Kindern und Jutta an der Seite gehe ich auf die Einsegnungshalle zu. Von allen Seiten kommen mir bekannte Menschen entgegen. Ich fühle ihre Unsicherheit und weiß selbst nicht, ob ich will, dass sie auf mich zugehen. Da kommt mir, klein und gezeichnet, in schwarzem Mantel, mit blassem Gesicht, Ullis Mutter entgegen. Unser Verhältnis war nie herzlich, wir haben uns akzeptiert und in Ruhe gelassen. Zerbrechlich wirkt sie. Erst der Mann, jetzt der Sohn. In zwanzig Jahren will ich nicht an ihrer Stelle stehen, schießt es mir durch den Kopf. Vorsichtig legt sie mir ihre Hand auf den Arm: »Du kannst nichts dafür.« Verblüfft stottere ich: »Danke!« Sie wendet sich ab und geht. Donna, Ullis jüngste Schwester, nickt mir zu und greift nach dem Arm der Mutter. Da kommt Brigitte auf mich zu, ihre Augen sind rot: »Ich war bei ihm, sind die Blätter von Tim?« Ich nicke. »Wo ist Maren?«, frage ich. Ich kann das strohblonde Mädchen, Ullis Lieblingsnichte, nirgends entdecken. Brigitte schüttelt den Kopf. »Wie? Du hast sie nicht mitgebracht?« Brigitte hält sich Sina, ihre zwei Monate alte Tochter, vor die Brust: »Nein, ich finde, dass das nicht gut ist.« Sie deutet mit dem Kinn auf Sina: »Sina ist ja erst zwei Monate alt.« Tränen schießen ihr in die Augen. Ich betrachte die schlanke Frau mit dem zusammengekniffenen Mund: Sie wiederholt, was ihr selbst als Kind geschehen ist. Ich ziehe die Augenbrauen zusammen, verstehe ihr Handeln nicht. Unsicher huscht ihr Blick hin und her, ich habe keine Kraft, kann nichts mehr sagen, sie muss ihren Weg selbst wählen. Jutta zieht mich am Ärmel. Zeit zu gehen. Kurz berühren sich unsere Hände.

Als wir durch die Tür der Einsegnungshalle treten, liegt der Raum groß, kühl und ohne Tageslicht vor uns.

Viele Menschen sitzen in den Bankreihen, die erste Bank ist leer, wir nehmen Platz. Unaufhaltsam wächst der Kloß in meinem Hals, vor mir der Sarg und weißer Flieder. Hannah auf meinem Schoß, Tim daneben. Ehrfürchtig spricht er flüsternd als Erster: »Mama, da ist Ullis Sarg.« Ich kann nur nicken. Tim schaut hinter sich, fängt an zu winken: »Mama, da ist Marvin!« Er winkt wie verrückt, doch Marvin ist sehbehindert und winkt deshalb nicht zurück. Jetzt springt Tim auf und will hinrennen, meine Anspannung zerreißt mich schier. »Nein«, zische ich, doch Jutta drückt sacht meine Hand. »Lass ihn gehen«, flüstert sie in mein Ohr. Tim läuft fort und Hannah klettert von meinem Schoß. Da erklingt das erste Lied, schön und unglaublich schmerzlich zugleich. Tim kommt wieder zurück: »Mama, Ullis Lied.« Der braune Sarg verschwimmt mit dem weißen Flieder.

Als Rudolf mit seiner Rede beginnt, schlägt mein Herz ganz ruhig. Er erzählt von Ulli, wie er ihn kannte, was er an ihm mochte, aber auch, wie traurig er darüber sei, nichts von seiner Veränderung, seinem Zustand mitbekommen zu haben und dass ihm so die Chance, zu helfen, versagt geblieben ist. Erstaunt begreife ich, dass andere sich auch Vorwürfe machen.

Zum Abschluss, zart und leise, das zweite Lied. Ich schließe die Augen, sacht drückt Jutta meine Hand und deutet zum Sarg, dort

tanzt Tim mit weit auseinandergebreiteten Armen. Hannah sitzt bei ihm und klatscht in die Hände.
Die Musik verstummt, die große Doppeltür wird geöffnet, Sonnenstrahlen fluten in den Raum.
Endlos lang ist der Weg von der Einsegnungshalle zu Ullis letztem Ort. Tim und Ruben folgen dicht dem Sarg, die Rosen in ihren Händen wippen im Takt. Tim hatte seiner Rose alle Blätter abgerissen mit dem Kommentar: »Kommt ja eh Dreck drauf!« Immer wieder nehmen sie sich gegenseitig an die Hand.
Langsam lassen Sie den Sarg hinunter, das kann nicht wahr sein! Ich trete an den Rand, da ist es, das Loch! So tief! Tieferlegen! Ich hätte da obendrauf noch Platz. Nein! Ich nicht! Ich will da nicht obendrauf! Hannah sitzt auf meiner Hüfte, zitternd fallen unsere Rosen hinab, tonlos schlagen sie auf. So tief! Wolltest du wirklich dorthin? Wie kann dieses Loch dein Ziel gewesen sein? Tim greift nach meiner Hand, tritt noch ein Stück näher an den Rand, dann fällt auch seine Rose hinab. Gemeinsam drehen wir uns um. So viele Menschen! Freya! Wie lange haben wir uns nicht gesehen. Ich nicke Jutta zu. Das ist das verabredete Zeichen, die Besucher können auch zu mir kommen, mit mir das Unfassbare teilen. Jutta nimmt mir Hanna ab.
»Freya!« Meine Freundin aus Kindertagen. Sie hält mich, wir weinen.
»Melde dich, wenn dir danach ist!«, flüstert sie in mein Ohr.
»Danke!«
Bekannte, aber mir auch unbekannte Menschen sind hier, um Abschied zu nehmen. Gesichter voller Trauer, wortlose, liebvolle Umarmungen, Flüstersätze, verschieden wie die Menschen, die hier sind. Balsam und Erleichterung für meine Seele!

Meine Mutter nimmt mich schluchzend in den Arm, ihre Beine versagen den Dienst.
Die Verwandtschaft trifft sich in einer Gaststätte am Flückiger See. Bei unserer Ankunft kommt der Wirt auf mich zu, wir kennen uns vom Sehen, Jutta arbeitet seit mehr als einem Jahr hier, er weiß Bescheid. Kurz berührt er meine Schulter. Ich bin froh, dass er nichts sagt, und froh, dass er mir nicht aus dem Weg geht.
Später sitze ich mittendrin, zwischen Vater und Mutter und deren Partnern, zwischen Ullis Verwandten, dabei wäre ich jetzt so gern allein.
Spät in dieser Nacht hocke ich mit angezogenen Knien allein auf dem Sofa. Sein schwarzweiß-karierter Pullover, so weich und wirklich in meiner Hand. Langsam schnüffle ich in ihn hinein, dein Geruch hängt in den Fäden, tief atme ich ein, damit ich ihn nicht, damit ich ihn nie vergesse. Vergessen, so weit entfernt schon jetzt dein Lachen, dein Charme, den du hattest, als wir uns begegnet sind. Verloren, dein Lachen, deine Lebendigkeit, im letzten Jahr erstickt im Wirrwarr deiner Gedanken.
Ich schlüpfe in den Pullover und lege mich hin.

»MAMA, HUNGER!«
»Die Honig-Smacks sind leider alle, aber eine Scheibe Toast ist noch da, magst du die?« Bisher habe ich mich um den Großeinkauf gedrückt, Großeinkauf ohne Ulli, ohne zu wissen, wie viel ich für uns drei jetzt kaufen muss, die langen Gänge voll und ich ...
»Ich will Smacks, die leckeren, nicht die vom Edeka.«
»Dann müssen wir in den Wertkauf, Großeinkauf machen.«
»Au ja, das haben wir schon lange nicht gemacht.«

Beim letzten Mal haben wir dort mein Fahrrad gekauft, ein Sonderangebot. »Gut, wir gehen heute.«
Früher bin ich gerne einkaufen gegangen! Ich habe es geliebt, durch die langen Supermarktgänge zu gehen und mich an deren Überfluss zu berauschen. Selbst in Ullis depressiven Phasen kam ich besser mit meinem Alltag zurecht als jetzt ohne ihn. Damals gab es immer wieder kleine Hoffnungsfenster, sie spendeten mir Kraft. Auf was soll ich jetzt hoffen? Nur mühsam schaffe ich es, die Einkaufstaschen zusammenzupacken und die leeren Getränkekisten ins Auto zu schleppen. Gott sei Dank steht unser VW-Bus nicht weit von der Tür entfernt. Kein Kind quengelt. Tim trägt ohne Widerspruch die leeren Milchflaschen zum Auto. Schweigend fahren wir durch die Stadt, am Friedhof vorbei. »Mama, dort ist Ulli begraben!« Ich nicke, gebe Gas, schaffe die Ampel bei Grün.
Der Parkplatz ist voll, überall Paare mit vollen oder leeren Einkaufswagen. Drei Versuche benötige ich, um den Bus richtig einzuparken. Alle dort draußen haben ein Ziel, haben Hoffnung, alle wissen genau, wohin sie in ihrem Leben wollen. Ich starre durch die Scheibe, unfähig, mich zu bewegen. Dort! Dort geht Ulli, in Jeans und Hemd, er schiebt ein Rad, mein Rad! »Mama, wann steigen wir aus?« Ich wische mir über die Augen: »Entschuldige, jetzt natürlich.« Der Mann mit dem Fahrrad hat sein Auto erreicht. Er trägt gar keine Jeans, sondern eine Cordhose. Ulli konnte Cordhosen nicht leiden. Im Rückspiegel sehe ich Tims unsicheres Lächeln. »Mach dich los, ich komme.« Kaum öffne ich die Schiebetür, springt er heraus. »Vorsicht, Tim! Autos!« Vorwurfsvoll schaut er mich an. Ich bekomme Hannahs Gurt nicht auf, meine Hände zittern. »Reiß dich zusammen!«, dröhnt die Stimme in mir.

Da spüre ich Tims Hand auf meinem Rücken und schaue zurück, er blickt mir direkt in die Augen: »Mama, wir schaffen das!«

Nein, nicht diese Rolle! Ich richte mich auf, greife nach der Münze für den Wagen: »Holst du einen?« Er strahlt, nickt und geht.

Hannahs Gurt springt auf, die Erinnerung holt mich ein: Mutters Schmerz, meine Panik, sie stand wie ich am Auto, weinte bitterlich, ich war zehn oder elf, der lange Weg der Trennung meiner Eltern hatte schon begonnen. Viel später erst wurden sie geschieden. Sie stand neben dem Holzkohlesack, wir wollten grillen am Rebhäuschen, ich übernahm die Führung, stemmte den großen Sack in den Kofferraum, griff nach ihrer Hand, sie war kalt: »Mama, wir schaffen das. Wir können grillen, auch ohne Papa. Ich kann Feuer machen.« Sie beugte sich zu mir hinunter, schwankend hielt ich sie fest. »Ja«, schluchzte sie, »was würde ich nur ohne dich machen?« Eifrig ergriff ich den Picknickkorb, stellte ihn auf die Rückbank. Nie eine solche Rolle für Tim. Nie!

»Hier Mama, der Wagen!« »Toll!« Der Einkaufszettel lenkt mich durch die langen Gänge. Doch das Regal mit den Spaghetti ist und bleibt verschwunden!

»Mama, was suchst du denn?«

»Spaghetti.«

»Die sind da hinten, wir sind gerade dran vorbeigerannt!«

»Gerannt? Mhm. Sorry!«

Von Weitem sehe ich die Fahrradabteilung. »Mama, dort hast du dein Fahrrad gekauft!«

»Stimmt. Ulli war beim letzten Einkauf dabei, erinnerst du dich?«

»Ja.«

Jetzt würde ich gerne ganz laut schreien.

Aus der Ferne ruft Tim: »Mama! Mama, ich hab die Spaghetti gefunden!« Strahlend kommt er zurück. »Eins oder zwei?«
»Vier wären gut!« Stolz rennt er wieder los, um die fehlenden Packungen zu holen. Mein Fahrrad haben sie nicht mehr im Sortiment.
Unser Wagen füllt sich. Honig-Smacks, Bananen, ich werde sicherer, kenne mich hier doch noch aus! Tim lacht, als ich ihm zwei Tafeln Schokolade hochhalte: »Welche sollen wir mitnehmen?«
»Beide, beide!«, schreit er laut und hüpft dabei auf und ab.
»Okay, beide.« Hanna klatscht in die Hände.
»Danke Tim, für deine Hilfe!« Er lacht. »Kommt, ich spendiere euch ein Eis.«

Strahlende Kinderaugen.
Auf der Heimfahrt läuft das Radio, ich erfreue mich an ihren mit Schokoladeneis verschmierten Gesichtern.

STILLE IN MEINER WOHNUNG, Dunkelheit draußen, Erinnerungen in mir: Als ich Ulli kennenlernte, arbeitete ich als Krankenschwester in der Herzchirurgie. An jenem Tag hatte ich Spätdienst und meine Mitbewohner waren für einige Tage verreist. Müde ging ich durchs Treppenhaus, da riss Clara von der WG unter uns ihre Tür auf: »Hey, auf dich habe ich gewartet!« Vielsagend zog sie die Brauen nach oben: »Ich habe doch heute meine Wäsche bei euch gewaschen, da kam einer, der wollte zu eurem Linus.« Lachend sprach sie weiter: »Sah gut aus, deshalb habe ich ihm gesagt, dass du jetzt heimkommst.« »Willst du mich verkuppeln?«, fragte ich scherzend. »Warum nicht?« Wir faxten noch herum, dann ging ich hinauf. Kurz darauf klingelte es. Es war Ulli. Ein Jahr zuvor waren wir uns schon einmal begegnet, auch da hatte er Linus besucht. »Hallo Ulli, du bist das, der zu Linus will. Clara hat mir schon erzählt, dass jemand da war.«

»Ich bin auf dem Weg nach Frankreich und dachte, ich schau für eine Nacht vorbei. Wo steckt er denn?«

»Ausgeflogen, er ist in Nürnberg.«

Ich bat Ulli herein, wir unterhielten uns und kochten spontan Spaghetti. »Weißt du, ich habe mich von meiner Freundin getrennt und musste jetzt einfach mal die Stadt verlassen.« Ich streckte ihm die Hand über den Tisch: »Willkommen im Klub.« Das Reden fiel leicht, wir lachten und erzählten bis spät in die Nacht. Er blieb, ich ging zum Frühdienst und kam nachmittags mit Herzklopfen zurück. Wahrscheinlich ist er weitergefahren, dachte ich, als ich die Tür aufschloss, doch der Duft von Bratkartoffeln schlug mir entgegen. Blumen standen auf dem Tisch, lachend empfing er mich. Sechs Jahre ist das nun her, nach Frankreich ist er damals nicht mehr gefahren.

Langsam gehe ich durch die Wohnung und lösche die Lichter.

Morgen ist wieder Sonntag, der vierte ohne Ulli. Unerbittlich breitet sich die Einsamkeit in mir aus. Helles Lachen dringt aus dem Kinderzimmer in die Küche. Ich halte mir die Ohren zu, schließe die Augen, sehe dennoch: lachende Väter, glückliche Kinder, und ich ...? Wieder fliegen Klötze laut scheppernd zu Boden. Jubelschreie dringen gedämpft zu mir durch. Wieso hast du mich alleingelassen? Wieso muss ich diese Krüppelfamiliensonntage ertragen? Klötze krachen gegen die Tür: »Hört auf herumzualbern!«, schreie ich mit vom Zorn der Ungerechtigkeit klopfendem Herzen. Langsam kommt Tim mit Hannah im

Schlepptau um die Ecke und schaut mich mit großen Augen an. Wie könnt ihr nur lachen und spielen, hier ist nichts mehr, wie es war, ist euch das alles egal? Nur mit Mühe schaffe ich es, den Satz für mich zu behalten. »Sie können nichts dafür«, rüttelt die Stimme in mir. »Entschuldigt, ich hab's nicht so gemeint. Ihr habt nichts falsch gemacht, ihr könnt nichts dafür.« Ein Lächeln huscht über Tims Gesicht: »Macht nichts, Mama.« Er dreht sich um: »Komm, Hannah!« Kaum verschwunden, beginnt die Kicherei aufs Neue. Ich sacke zusammen, beneide sie um ihr Lachen und kämpfe mit der Leere in mir.

Der Kaffee in meiner Tasse ist kalt. Ich raffe mich auf: »Kinder, ich hole schnell die Post, okay?« »Wir wollen mit!« Ohhh, stöhne ich leise in mich hinein. »Okay.«

»Ich will aufschließen, Mama, ich!«

»Okay.«

»Mama, eine Postkarte, mit einem Pferd drauf.«

»Zeig!« Es gibt nur eine, die mir so eine Karte schickt, nur eine, die um meine alte Leidenschaft noch weiß: Freya. Erfreut drehe ich die Karte um: *Würde mich freuen, wenn du dich meldest. Herzliche Grüße, Freya.* Darunter ihre Telefonnummer.

»Die Karte ist von Freya.« Tims Stirn zieht Falten: »Kenn ich nicht.«

»Freya und ich sind schon zusammen in die Schule gegangen.« Er nickt und rennt die Treppe hoch: »Ich bin Erster!« Mit Hannah auf dem Arm nehme ich Tims Verfolgung auf.

Dieser Abend ist durchdrungen von Vorfreude. Ich erreiche Freya, so vertraut, trotz all der kontaktlosen Jahre. Wir treffen uns morgen, dieser Sonntag hat ein Ziel, kein Eingeschlossensein allein mit den Kindern, ich freue mich. In der Küche schenke ich mir einen Wein ein und schaue in den Hinterhof. Als Kinder und Teenager verbrachten wir viel Zeit miteinander, Pferdenärrinnen waren wir, bekamen im gleichen Reitstall Unterricht, verbrachten die Nachmittage auf Hansens Hof. Später entdeckten wir gemeinsam unser Gefallen an Jungs, gingen sonntagnachmittags in die Teeniedisco Reblaus, rauchten und waren gemeinsam so erwachsen. Wir waren verbündet oder zickten uns an, wir hassten und versöhnten uns. Silvia war, je nachdem, die Dritte im Bunde. Sie lebte auf der anderen Straßenseite und hatte ein Zimmer mit einer großen Terrasse. Dort frönten wir in der Dunkelheit unserer Zigarettenlust und diskutierten stundenlang über Sternzeichen. Nie wurden wir uns einig, wer von uns das idealere hatte. Wir glaubten an Fügung und Zeichen, die uns geschickt werden.

Ich trete hinaus auf den Balkon, greife nach einer Zigarette, zünde sie an und muss kichern, als ich den Rauch in die Dunkelheit schicke: Wir waren sechzehn, frische sechzehn, und Silvias riesige Terrasse stand hoch im Kurs, als wir uns in jener Nacht zum Rauchen bei ihr trafen. Die Flamme des Feuerzeugs erhellte kurz unsere Gesichter: »Wartet, wartet!«, hatte Freya eindringlich geflüstert und uns war klar, sie wusste etwas Neues: »Wenn ihr eine Zigarette anzündet und es bildet sich, nachdem das Feuerzeug aus ist, eine kurze, wahre Flamme, dann bringt diese Flamme Glück …« Sie atmete hörbar ein: »Glück in der Liebe.« Langsam und bedeutungsschwer glitten ihre Worte in uns hinein. »Bist du sicher?«, flüsterte Silvia. »Ja, ganz sicher.« Der Mond schien nicht in jener Nacht, ich spürte, wir alle wollten diese Flamme haben und keine wollte beginnen. »Auf, Lisa!«, Freya gab mir ihr Feuerzeug, meine Hand zitterte. Die

Flamme des Feuerzeugs streifte meine Camel, ich zog stark, zu stark. Mein Hustenanfall blies alles, was hätte sein können, aus! Keine Flamme für mich, nur Brennen in der Lunge und Enttäuschung im Herzen. »Schade«, meinte Freya, »jetzt du, Silvia.« Das Feuerzeug erhellte Silvias Gesicht, kurz blickte sie zu mir, wir nickten uns zu. Aus Schaden wird man klug: Sie zog sacht, die Zigarette glühte, dennoch blieb die ersehnte Flamme des Liebesglücks auch bei ihr aus. Ich war erleichtert. Jetzt kam Freyas großer Moment, ich wagte kaum zu atmen, denn die Flamme des Feuerzeugs erlosch und ihre Zigarette entflammte so heftig, dass ich nur mit offenem Mund neidvoll starren konnte. Ihre Flamme des Glücks wollte gar nicht enden. »Hm hmmm hm! Hm, hmmm hm!«, mit dem freien Zeigefinger unterstrich sie ihr glückseliges Gurgeln. Alles Glück der Liebe nur für sie. Plötzlich schlug ihr Silvia lachend auf den Rücken, vor lauter Schreck wäre Freya ums Haar die Zigarette aus dem Mund gefallen. Jetzt erkannte auch ich Silvias Grund für ihren erbarmungslosen Lachanfall: Freyas Zigarette brannte am falsche Ende. Erleichtert über die Gerechtigkeit des Glücks lachte ich Tränen. Freya, verdattert, benötigte einige Sekunden, um ihrer Enttäuschung Herrin zu werden, dann teilten wir unter Lachsalven schwesterlich die zwei noch rauchbaren Zigaretten.

Stille herrscht in den Hinterhöfen. Ich drücke die Zigarette aus, ich freue mich auf morgen.

Diesen Sonntagmorgen gibt's seit Langem wieder mal ein weiches Ei. Tim lacht über sein tropfendes Eigelb.

»Heute machen wir einen Ausflug: zu Freya in einen Pferdestall.«

»Gibt es dort auch einen Traktor? Ich will Traktor fahren.«

»Der Hof ist groß, hat Freya gesagt, es gibt bestimmt einen Traktor, aber ob damit jemand fährt? Wir werden sehen. Es gibt jedenfalls viele Pferde und ... Hasen ... und ... Katzen ...«

Er lacht und stopft sich seinen Eilöffel in den Mund.

»Mama, das ist sooo lecker!«, sagt er mit vollem Mund, selbst Hannah muss lachen.

Mit Picknicktasche ausgestattet machen wir uns auf den Weg. Sehr lange ist es her, dass ich einen Stall betreten habe. Hamet! Mein Hals wird eng.

»Mama, ist es noch weit?«

»Nein.«

Ich war neun, als ich ihn das erste Mal sah, ein braunes Fohlen mit weißer Blässe, das eng an der Mutter stand und neugierig zu mir schaute. Die Liebe schlug ein wie der Blitz. Drei Jahre lang fuhr ich fast jeden Tag zur Koppel und suchte seine Nähe. Er kam.

Er überragte seine Mutter, als ich beobachtete, wie ein Mann ihn, mit Sporen und Kandare, einritt. Blut tropfte an seinen Mundwinkeln, ich biss mir in die Hand.

Hansen, der Bauer, war ein alter Mann und der Besitzer, doch er war mir unheimlich, hatte er mich doch in all der Zeit nie angesprochen. In jener Nacht konnte ich nicht schlafen, ich wusste, ich musste dem Bauern erzählen, was ich gesehen hatte. Ich musste meine Angst vor Hansen überwinden. Zitternd stand ich am nächsten Nachmittag im Hoftorbogen, unfähig, hindurchzutreten, unfähig, wegzugehen. Plötzlich stand er neben mir. Seine kurze Kopfbewegung, eindeutig: Ich soll sagen, was ich will. Mein Gesicht glühte, mein Herz schlug bis zum Hals, abgehackt purzelten die Sätze aus mir hinaus: »Der Mann, der das Pferd

reitet, tut ihm weh – im Maul – es hat geblutet – der Mann hat auch Sporen – das darf er nicht!«
Reglos sah Hansen auf mich herab, für mich stand die Zeit still.
»Hm«, sagte er und rieb sich über die Bartstoppeln, drehte sich um und ging in den Hof hinein. Unsicher blieb ich stehen, scharrte verlegen mit den Füßen im Kies. Er kam, mit einer Trense in der Hand, zu mir zurück: »Hamet heißt er.« In seinen Augen ein leises Lächeln, dann reichte er mir die Trense und sagte: »Mach's besser!«
»Mama, ist da vorne der Hof?«
»Bitte?«
»Ist das da der Hof?«
»Ja, ich, ich glaube, ja.«
Langsam rollen wir auf den Parkplatz. »Ein Traktor!«, ruft Tim.
Freya kommt durch das offene Scheunentor auf uns zu, winkt. Wir fallen uns in die Arme, sie hält mich. Tim klopft ungeduldig von innen an die Scheibe.
»Oh, entschuldige, ich komme.«
Er rennt zuerst zum Traktor, ehrfürchtig steht er vor dem Rad, das so viel größer ist als er. »Ich habe den Bauern gefragt, er muss nachher noch Strohballen holen, du kannst mitfahren«, ruft Freya Tim zu. Ehrfürchtig berührt er den Reifen: »Echt?«
Freya lacht: »Ja, in echt.«
Mit Hannah auf dem Arm betreten wir den Stall. Freya geht voraus, dann bleibt sie stehen, dreht sich um und meint: »Er hat Hamets Farbe.« Ich nicke. Warme Pferdekörper, Stroh und Staub, ein Schnauben, 16 bin ich, klammere mich an Hamets Hals und vergrabe mein Gesicht in seiner Mähne. Hansen hat gesagt,

er wird verkauft, wohin will er nicht verraten. Es scharrt – er scharrt. Es schnaubt – er schnaubt. Vergangenheit, im Jetzt, warm sein Geruch, Tränen und mein ihm zugeflüsterter Schwur: »Wo immer sie dich hinbringen, ich werde dich finden. Ich schwöre: Ich werde dich finden!«

Jetzt hör halt auf, das ist Jahre her, ist doch längst alles Vergangenheit, hat heute keine Bedeutung mehr. Mein Hals wird eng. Wäre ich doch nicht gekommen. »Hier!«, Freya dreht sich zu mir, ihr Lächeln verschwindet, sie greift nach meiner Hand: »Sollen wir raus?« Ich schüttle den Kopf, blinzle, damit die Tränen verschwinden. Schlucke, damit die Erinnerung ins Innere zurückkehrt.

»Freya!«, hallt es laut durch den Gang: »Ist der Junge jetzt da?« Gleichzeitig schauen wir ans Ende der Stallgasse. Tim strahlt und greift nach meiner Hand. »Das ist der Bauer, mit ihm kannst du Traktor fahren, willst du?«, frage ich. Fest hält seine Hand die meine, ich knie nieder, in seinem Gesicht der Wunsch und die Unsicherheit. »Ist es dir auch unheimlich?« Erleichtert nickt er. »Soll ich mit dir zum Bauern gehen? Wir schauen ihn uns aus der Nähe an, du entscheidest, wenn du nicht willst, schüttelst du den Kopf.« Tim nickt, Hand in Hand gehen wir durch den Gang. Der Bauer lächelt, als wir ihn erreichen: »Du bist also der, der gerne mal Traktor fahren will?« Tim nickt. »Hast du Lust, mit mir zu fahren, ich muss vom Feld die großen Strohballen holen, es ist nicht weit, aber wir müssen einige Male hin- und herfahren.« Sacht drücke ich Tims Hand, er lächelt und nickt. »Na, dann komm mit!« Der Bauer streckt ihm seine Hand entgegen, Tim lässt mich los, ich bleibe stehen, schaue ihnen nach. Er dreht sich nicht mehr um.

Freya berührt meine Schulter: »Er hat selbst drei Kinder ...« Ich muss lachen: »Sieht man mir die Sorge etwa an?« Freya lacht und nickt, ich greife nach ihrer Hand: »Komm, zeig mir jetzt dein braunes Pferd!«
Er schnaubt, als Freya die Schiebetür zu seiner Box öffnet. Sanft nimmt er das Karottenstück aus ihrer Hand. »Er ist etwas Besonderes für mich«, flüstert sie.
Gemeinsam bringen wir ihn samt Picknickkorb zur Weide. In der Ferne sehen wir Tim auf dem Traktor, er winkt. Hannah ist im Tuch eingeschlafen, vorsichtig schäle ich sie heraus, auf der Decke im Gras schläft sie weiter.
»Wie geht es dir?«, fragt Freya. »Mal so, mal so.« Leise setze ich hinterher: »Sonntage sind besonders schlimm.«
»Weil er sich an einem Sonntag erhängt hat?«
»Das und die Einsamkeit, sie fängt schon beim Erwachen an. Kaum Straßenlärm, Sonntagsfahrer, Sonntagsfamilien, Sonntagsväter, Sonntagslachen ... ich kann's kaum ertragen.«
»Und die Kinder?«
»Im Moment habe ich den Eindruck, sie kommen besser als ich damit zurecht.«
»Kann ich dich was fragen?«
»Klar.«
»Du hast am Telefon erzählt, dass die Kinder wissen, was passiert ist. Woher nimmst du die Sicherheit, dass das richtig ist?«
Schweigend beobachten wir das grasende Pferd.
»In den letzten Wochen, ich weiß auch nicht, irgendwie, haben mich die ganzen Ereignisse in einen Ausnahmezustand katapultiert. Manches ist plötzlich ganz klar und anderes verschwommen. Stell dir vor, ich habe einfach Nein gesagt, als Mutter am Tag, an

dem Ulli sich erhängte, anrief und kommen wollte. Normalerweise hätte ich das nicht getan, ich weiß doch, wie empfindlich sie ist. Doch irgendwas in mir hat klar und deutlich Nein geschrien, ich konnte es nicht übergehen.«

Auf dem Feld wird ein großer Strohballen aufgespießt.

»Auf der Fahrt hierher ist mir Hamet wieder eingefallen, aber nicht nur im Kopf, weißt du, die Gefühle, die Liebe, die Trauer waren so präsent, so nah, wie damals, als wäre die Zeit dazwischen nicht vergangen.«

»Ich erinnere mich, das tat mir so leid ...«

»Warte, ich glaube, schau, es war doch so, alle, haben mir erzählt, dass er verkauft wird, alle, Mutter, Hansen, Vater ...« Gänsehaut breitet sich über meinen Armen aus: »Erst mit 19 habe ich erfahren, durch Zufall, dass er wegen seiner Hufe zum Schlachter gekommen ist. Weißt du noch, das war auf dem Weinfest!«

Freya nickt: »Ja, ich erinnere mich.«

»Ich stand unter Schock, war ich doch immer noch auf der Suche nach ihm und dieser Reiter auf dem Weinfest, der hat es gesagt. Geschockt, ja, das ist es, das war ich und jetzt ist mir bewusst geworden: Freya, ich hatte Hamet geschworen, mit all meiner Liebe, verstehst du, er war damals mein Freund, mein Vertrauter, ohne ihn ...« Tränen lassen das Pferd auf der Weide verschwimmen. »Ich weiß nicht, wie meine Jugend ohne ihn verlaufen wäre.« In der Ferne wiehert ein Pferd. »Ich hatte es geschworen, mit allem, was ich war. Verstehst du?« Sie nickt. »Ich glaube, nein, ich bin mir eigentlich sicher, hätten sie mir gesagt, was tatsächlich geschehen wird, das wäre furchtbar gewesen – aber ich hätte schwören können, dass ich ihn niemals vergessen werde.«

Freyas Augen glänzen feucht im Sonnenlicht: »Ich verstehe.« Ein

leichter Wind kräuselt das Gras. »Ich hätte dieses Versprechen gehalten.«
Stolz steht Freyas Pferd am Zaun, sanft streift der Wind durch seine Mähne. »Wie lange hast du ihn schon?«
»Ich war viele Jahre Reitbeteiligung, sie wollten ihn verkaufen ...« Sie lächelt.
»Dann hast du ihn gekauft.« Sie nickt.
»Das freut mich, für dich.«
Der Traktor kommt zum Hof zurück, Tim rennt winkend über die Wiese. Seine Wangen rot, seine Augen glänzen.

Die Blattspitzen haben sich entfaltet, das Hinterhofgrau tritt zurück. Dieser Mai ist so warm, alles explodiert. Ullis Geburtstag ging vorbei, einfach vorbei. Ich war froh, dass es kein Sonntag war. Langsam drücke ich die Zigarette aus.
»Tim, Hannah, sollen wir loslegen und das Bücherregal umräumen?« »Ja, ja!« »Also, dann!«
Der Karton steht im Schlafzimmer, Tim fängt sofort an, die Bücher hineinzuwerfen. »Sachte!« Hannah schaut ihm zu, krabbelt dann an das Regal, zieht sich hoch und zerrt ein Buch nach dem anderen unter unserem Beifall heraus. Kreuz und quer purzeln die Bücher in die Kiste. »Mama, kommen die Bücher dann alle wieder ins Regal?«
»Ich weiß noch nicht genau, ich werde beim Einräumen drüben im Esszimmer wohl etwas aussortieren. Dann haben neue wieder Platz.«
Regal abbauen, wieder aufbauen, das Ganze dauert länger als gedacht. Mit dem Einräumen beginne ich erst, als die Kinder endlich schlafen.

Es ist kühl, ich ziehe mir Ullis Pullover über und trete ins Esszimmer. Hannah war so stolz heute, richtig geleuchtet haben ihre Augen, als es ihr stehend gelang, die Bücher in die Kiste zu werfen. Wolltest du all das nicht erleben? Warum hast du dein Leben weggeworfen? Bald wird sie laufen können und du wirst es nicht sehen. Das Telefon klingelt, ich zucke zusammen.
»Hallo Lisa, ich bin's, Jutta. Stell dir vor, es klappt, du kannst im *Lago* mit Bedienen anfangen! Ich habe heute mit den Chefs gesprochen und da das Wetter so gut ist, könntest du nächsten Dienstag gleich mitkommen.«
»Mensch, Jutta, das ist ja super!«
»Ja, es war auch echt leicht, Werbung für dich zu machen, da sie dich ja vom Sehen kennen und das mit Ulli ... nun, jedenfalls, sie geben dir gern eine Chance. Was sagst du?«
»Oh, Wahnsinn. So schnell, ich bin sprachlos.« Mein Blick fällt auf das leere Regal: »Jutta, ich freue mich, auch wenn meine Knie etwas zittern.«
»Ach was!«, fällt sie mir ins Wort.
»Doch, Jutta, schließlich habe ich noch nie bedient ...«
»Das bekommst du hin!« Ich nicke. »Wie sieht es mit der Babysitterin aus?«, fragt sie.
»Ich habe Marvin davon erzählt, er meinte, dass die Tochter seiner neuen Freundin einen Babysitterjob sucht.«
»Dann ist ja alles gebongt«, sagt Jutta freudig.
»Jutta, aber ich glaube, nächsten Dienstag, das schaffe ich nicht. In den paar Tagen, die Babysitterin einführen und so, das ist mir zu stressig, nächsten Monat, da wäre mir wohler.«
»Lisa, lass uns doch morgen Abend dort Flammkuchen essen. Dann kannst du selbst mit ihnen sprechen.«

»Ja, das ist eine gute Idee.«

In der Küche gönne ich mir ein Glas Wein. »Prost, Lisa!« Mein Spiegelbild lacht mich an, Ullis Pullover erinnert mich an das Bücherregal. Also gut, ein wenig mache ich noch.

Kniend krame ich in der Kiste. Was ist denn das für ein Buch? Buddhismus, darin Ullis Handschrift, sein Name. Irritiert wühle ich weiter, noch mehr Bücher über Hinduismus und andere Religionen treten zum Vorschein. Wann hast du dich mit Religionen beschäftigt? Wann hast du die gekauft? Ein Buch über Engel, ein Buch über das Leben nach dem Tod. Leise krabbelt die Gänsehaut über meine Arme. Du bist aus der Kirche ausgetreten, dein Leben im katholischen Internat hatte Spuren hinterlassen. Wann wurde dein Interesse an Religionen wieder geweckt? Verwundert schlage ich das erstbeste Buch auf: Neongelb leuchtend stechen mir seine markierten Sätze in die Augen: »Tod, die Erlösung« Bitte? »Tod, die Sehnsucht« Hast du das wirklich markiert? »Tod, die Sehnsucht der Lebenden!« Ulli?! »Tod, die Wiedergeburt in einem anderen Universum« »Hast du das geglaubt?«, flüstere ich. »Tod, die Erfüllung, und im Jenseits wartet das Glück.« Sein Pullover wird mir plötzlich zu eng. »Tod, das Ziel!«

»Seit wann, Ulli?«, flüstere ich leise. Seit wann? »Im Tod ist die Erlösung.« – Ah! Hätte ich doch nur einmal in dieses Regal geschaut. Ich hätte dich fragen können, doch nichts, nichts habe ich bemerkt! Nichts gesehen. Die Diele ächzt: »Hallo ...?« Erneut seufzt der Boden leise. Mit zittrigen Knien stehe ich auf. »Ulli?«, flüstere ich.

»Mama!«

»Meine Güte, Tim!« Erleichtert und gleichzeitig enttäuscht nehme ich ihn in den Arm.

»Ich kann nicht schlafen, Mama!«
»Komm her, mein Kleiner. Ich leg mich mit dir hin.« Ullis Pullover juckt, ich ziehe ihn aus. Tim kuschelt sich an mich und schläft schnell wieder ein.
Ich hole mein Weinglas, kann nicht einschlafen: Wer warst du? Was hätte ich schon früher merken können? Warum habe ich Dinge, die du tatest, heruntergespielt, ignoriert oder gar verdrängt?
Unsere erste gemeinsame Wohnung fällt mir wieder ein. Die große, geräumige Altbauwohnung, sechs Zimmer, mitten in Augsburg, mitten in seiner Stadt. Die Gänsehaut kehrt mit den Bildern der Erinnerung zurück: Ich lebte schon ein halbes Jahr bei Ulli, die Wohngemeinschaften in Freiburg hatten sich aufgelöst, Clara war in den Norden zurückgekehrt, da rief sie eines Abends an: »Ich gehe für ein Jahr nach Irland!« In Freiburg träumten sie und ich an lauen Abenden vom Reisen und Arbeiten in anderen Ländern. Und jetzt, jetzt hatte sie etwas aufgetan. Wir könnten gemeinsam nach Irland! Mein Herz klopfte, als ich nach dem Gespräch mit ihr zu Ulli in die Küche trat. »Stell dir vor, Clara hat mich gefragt, ob ich mit ihr ein Jahr nach Irland gehe, ich …« Sein Lächeln erstarb, er wurde kreideweiß: »Das, das kannst du mir nicht antun! Das überlebe ich nicht!« Er sprang auf, nahm mich in den Arm. So fest, ich bekam kaum Luft. »Bleib hier, wenn du mich liebst, bleib hier«, flüsterte er. Er erschreckte mich, er schien den Boden unter seinen Füßen zu verlieren. »Hey«, sagte ich und wand mich frei: »Das ist nur eine Überlegung.« Seine Tränen funkelten. In dieser Nacht lag ich lange wach. Er liebt mich wirklich. Er will mich. Kind, sei froh, dass du einen so tollen Mann gefunden hast. Mutter hatte recht. Es war doch toll,

so geliebt zu werden. So etwas gibt es nur einmal! Leise weinte ich in mein Kissen.

Im Dunkeln greife ich nach dem Weinglas. Ich rief Clara zurück und sagte: »Nein, meine Zeit zu reisen ist um, ich werde nicht mitkommen, ich glaube, es ist jetzt richtig, eine Familie zu gründen.« Sie war sprachlos und ich froh, dass sie meine Tränen nicht sah. Doch Mutter, alle hatten mir zugesichert, dass dies das Richtige, das Vernünftige war.

Ein gutes halbes Jahr später saß ich, im fünften Monat schwanger, in der Küche, da ertönte plötzlich ein markerschütternder Schrei, erschreckt rannte ich ins Wohnzimmer. Verstört saß Ulli auf dem Boden, das Münzengurkenglas lag zerbrochen vor ihm, sein Handrücken voller Blut. »Oh, mein Gott! Was ist passiert?« Hin und her ging sein Blick zwischen seiner Hand und mir. Er war mir in diesem Moment das erste Mal unheimlich. Das Baby strampelte in meinem Bauch, ich riss mich zusammen, verband die Hand. Er weinte und legte wie ein Kind seinen Kopf in meinen Schoß. »Mir ist momentan alles zu viel ...«, sagte er, »immerzu sehe ich meinen Vater, wie er mir über den Kopf streicht und sagt: Pass gut auf deine Mutter auf!« Ullis Vater hatte sich, als Uli sechs Jahre alt war, umgebracht. »Warum, warum haben sie nicht mit mir geredet? Weißt du ...«

Oh ja, ich wusste es damals schon, es war nicht das erste Mal, dass er davon sprach, dass die Bilder seiner Kindheit zurückkehrten.

Nachdem sein Vater jenen Satz gesagt hatte, verschwand er. Immer wieder fragte Ulli seine Mutter, seine Großmutter: »Wo ist er?« »Du bist zu klein, um zu verstehen.« Die Angst, die Schuld hatten sich längst um sein Herz gekrallt. Irgendwann hörte er auf, zu fragen, und spezialisierte sich aufs Lauschen. So erfuhr er, dass sein Vater schon zweimal versucht hatte, sich das Leben zu nehmen. Alle befürchteten, dass es ihm dieses Mal gelungen sein könnte. Der Winter brachte hohen Schnee, nicht aber den Vater zurück. Ulli klammerte sich an seine Erinnerungen – der Vater, der mit ihm über die Felder wanderte – der Vater, der ihm über den Kopf strich – der Vater, der so laut lachen konnte. An einem Frühlingsmorgen schrie die Großmutter, sodass das Haus erzitterte. Ulli schlich an die Tür und hörte sie stammeln: »Er ist tot, er ist tot.« Ängstlich betrat er den Raum, sie wischte ihre Tränen fort: »Hast du Hunger?« Er schüttelte den Kopf. »Dann geh spielen!« Die Bruchstücke dessen, was geschehen war, setzten sich ihm im Lauf der Jahre Stück für Stück zusammen: Der Vater war in ein Schrebergartenhäuschen eingebrochen und hatte dort sein Leben beendet. Die Besitzer fanden im Frühling den Leichnam.

Zur Beerdigung durfte Ulli nicht mit. Es sei besser für Kinder, wenn man das Leid von ihnen fernhält. Die einjährige Schwester durfte mit, »die merkt ja nichts«.

»Vergangenes soll man ruhen lassen.« Mit 18 kam er in die Psychiatrie, das hatte er mir gleich, nachdem ich nach Augsburg gezogen war, erzählt. Vorsichtig streichelte er meinen Bauch: »Wir schaffen das.« Ich sah den Verband, dann sein Gesicht. Gekonnt wischte ich meine Angst vom Tisch. Die Weisheiten, mit denen ich groß wurde, halfen mir: Das Leben ist kein Zuckerschlecken; glaub ja nicht, dass alles immer nach deiner Nase läuft; sei zufrieden mit dem, was du hast.

Das Zittern meiner Stimme ignorierte ich: »Bestimmt schaffen wir's.«

Vorsichtig stelle ich mein Glas zur Seite, schlüpfe unter die Decke. Wir haben es nicht geschafft. Tim wurde geboren, wir zogen zurück nach Freiburg. Ulli gab seinen Job als Großhandelskaufmann auf, wir holten beide die Fachhochschulreife nach, er begann mit seinem Studium. Kleine und größere Auffälligkeiten seinerseits wischte ich vom Tisch. Ich wurde wieder schwanger; wenn Ulli mit seinem Studium fertig wäre, käme ich an die Reihe. Wir haben es nicht geschafft. Mein eigener Wunsch zu studieren, zerbrochen.

Marvin ist kaum durch die Tür getreten, da kommt Tim und will von dessen Schultern springen. Früher ist Tim immer von Ullis Schultern gesprungen, Ulli hatte ihn an den Fußfesseln gehalten, sodass er kopfüber zwischen seinen Beinen hindurchschaukeln konnte. Ulli hatte Tim das, kurz nachdem dieser stehen konnte, beigebracht. Ich konnte fast nicht zusehen, doch die beiden hatten ihren Spaß. Da Marvin schlecht sieht, wartet Tim geduldig stehend auf dessen Schultern, bis Marvin das Kommando gibt: »Moment noch, Tim!« Erneut spreizt Marvin die Beine: »Alles klar bei dir?« Tim nickt: »Ja, alles okay.« Lachend schaut er zu mir, dann streckt er die Arme gegen die Esszimmerdecke. »Jetzt!«, ruft Marvin. Tim lässt sich mit erhobenen Armen nach vorn fallen. Ich halte mir die Augen zu, höre ihr jubelndes Lachen, alles ist gut gegangen, ich öffne die Augen.

»So, Tim, jetzt darf ich aber mit Marvin einen Kaffee trinken.«

»Ohh, nein«, quengelt er. »Tim, bevor ich gehe, kannst du noch mal«, Marvin streichelt ihm über den Kopf.

»Marvin, Tim ist im letzten Jahr nicht ein einziges Mal von Ullis Schultern gesprungen, er hat Ulli nicht darum gebeten. Das war jetzt das erste Mal, dass er dich gefragt hat.«

Marvin nickt und dreht seine Zigarette: »Stimmt. Tim hat wohl gespürt, dass Ulli nicht mehr sicher ist.« Ich greife nach meinen Zigaretten, leicht zittern meine Finger: »Gut, dass er das kann.«

»Euer letztes Jahr war bestimmt für alle nicht leicht.«

Im übernächsten Hinterhof berühren die Sonnenstrahlen den Boden.

»Ach, bevor ich es vergesse: Anne hat großes Interesse am Babysitten und ihre Mutter hat nichts dagegen. Sag, sie könnte die Nacht doch einfach hier bleiben und von hier aus in die Schule gehen, oder?«

»Na, klar – das wäre super und seit gestern Abend weiß ich, dass ich tatsächlich mit Bedienen anfangen kann.«

Marvin lächelt und greift nach meiner Hand. »Das ist doch toll, oder?«, fragt er leise. Ich schaue in den blauen Himmel: »Ja.«

Er lässt mich los und legt das Kinn in seine Hände: »Ich will dich die ganze Zeit schon etwas fragen oder besser gesagt, mit dir darüber reden.« Sein ernster Tonfall macht mich neugierig: »Ja?«

»Du hast gesagt, dass Ulli an jenem Samstag noch zu mir wollte.« Quietschend schiebe ich den Aschenbecher über den Blechtisch.

»Das lässt mir einfach keine Ruhe. Ich war doch zu Hause! Ich habe Sportschau geguckt.« Er schlägt auf den Tisch, der Aschenbecher macht einen Sprung: »Er hat nicht geklingelt!«

Die sonnenbeschienenen Baumkronen kräuseln sich im Wind.

»Marvin, ich weiß nicht, wo er war oder was er getan hat.« Leiser setze ich hinterher: »Ich war so genervt von ihm, so genervt.« Ein Spatz landet in der Baumkrone und schaut neugierig herüber.

»Es war gegen sieben, ich hatte das Essen fast fertig, da kam er

an und sagte, er wolle zu dir. Am liebsten hätte ich ihm die Nudeln hinterhergeworfen. Erst, als die Kinder im Bett waren, kam er zurück. Du seist nicht da gewesen, war alles, was er sagte.«
»Mist!«, flucht Marvin leise vor sich hin. »Vielleicht hat er ja gar nicht bei dir geklingelt.« Erstaunt schaut er mich an: »Ja, aber warum sagt er dann, dass ich nicht da gewesen sei?«
»Ich weiß es nicht, aber hätte er gesagt, dass er nicht geklingelt hat ... es hätte Krach gegeben, verstehst du? Er hätte mir wieder einmal alles grundlos allein überlassen: kochen, Kinder ins Bett bringen und so weiter.« Marvin seufzt. »Es ist müßig«, meint er und greift nach meiner Hand, sein Blick verliert sich in der Ferne: »Was wäre, wenn ... ach!« »Marvin, machst du dir etwa Vorwürfe?« Energisch schlägt er sich auf die Schenkel. »Lass gut sein, du siehst geschafft aus«, sagt er und grinst. »Lenk nicht ab.« »Nein, nein, aber ich habe noch 'ne Stunde bis zur nächsten Vorlesung, und mein Gefühl sagt mir, dass dir ein wenig Zeit für dich guttäte.« Ohne meine Antwort abzuwarten, ruft er nach den Kindern. Mit viel Gejohle verschwinden sie kurz darauf im Hausflur.
Dankbar für die kinderlose Zeit setze ich mich in den ersten Sonnenstrahl, der meinen Balkon berührt, und schließe die Augen. Auch Marvin grübelt, macht sich Vorwürfe, es war für alle nicht leicht, auch für Tim nicht. Ullis Veränderung begann schleichend nach Hannahs Geburt. Wir lebten in Frankreich, nahe der Grenze. Mutter hatte dort ein Haus gekauft und wir mussten aus unserem in Freiburg ausziehen. Marvin und Ulli hatten gemeinsam mit dem Sozialpädagogik-Studium begonnen. Ulli war euphorisch, hatte immer gute Laune, lud ständig Studienkollegen ein. Er wurde grenzenlos kontaktfreudig, immer wieder brachte

er Fremde mit, die er beim Einkaufen oder Tanken oder sonst wo kennengelernt hatte. Irgendwann schlug seine Euphorie in Lethargie und Vergesslichkeit um. Er erkannte nicht mehr, was es zu tun gab. Müll raus, Rasen mähen: Alles musste ich ihm sagen. Öfter fand ich ihn hilflos im Keller stehen. »Was wollte ich hier?«, fragte er mich mit leiser Stimme. Mal weinten wir gemeinsam, mal schrie ich ihn an. Zur gleichen Zeit wurden bei Mutter Lungenmetastasen festgestellt. Fünfzehn Jahre kämpfte sie schon gegen den Krebs. Angst und Sorge um ihn, um Mutter trieben mich um. Wir besuchten Mutter so oft es ging im Krankenhaus, denn sie freute sich immer so, wenn sie die Kinder und auch Ulli sah. Ich war dann damit beschäftigt, den Schein zu wahren, sie nicht zu belasten. Gespräche über Ullis Veränderung wehrte sie ab: »Alles Einbildung.«

An einen Besuch erinnere ich mich noch sehr gut. Meine Nerven waren aufs Äußerste gespannt, ich sollte mit Mutters Arzt über Behandlungsmethoden sprechen. Mutter wollte, dass Ulli und die Kinder auch mitkommen. Ulli stand in seinem lethargischen Zustand verloren im Krankenzimmer. Tim hatte einen hochroten Kopf, die Jacke war zu dick, doch ich musste Hannah vom Schneeanzug befreien. »Zieh Tim die Jacke aus!«, sagte ich nicht gerade freundlich zu Ulli. Er tat es. Tim trippelte auf der Stelle und ich fragte: »Musst du auf die Toilette?« Tim nickte. »Geh bitte mit ihm auf die Toilette, ich stell die Blumen in die Vase.« Kaum fiel die Tür hinter den beiden ins Schloss, holte Mutter Luft: »Wenn du ihn weiter so herumkommandierst, wird er dir, zu Recht, davonlaufen.« Ihr Ton war scharf, er trieb mir sofort die Tränen in die Augen, stotternd versuchte ich, zu erklären: »Aber, aber er, er vergisst doch alles. Er, er weiß nicht, was er

machen soll! Wenn ich nichts sage, steht er einfach nur herum! Ich werde noch verrückt!«
»Kind, jetzt hör aber auf, Ulli war gestern hier bei mir!«
»Das hat er mir gar nicht erzählt.« Sie nickte wissend: »Sicher ist er momentan etwas merkwürdig, aber er ist gestresst. Das Studium und die Kinder, das ist anstrengend. Nicht nur für dich, auch für ihn. Hör endlich auf, immer nur dich zu sehen, er braucht deine Unterstützung.« Die Tür ging auf und Tim wollte auf meinen Arm. Er flüsterte mir ins Ohr: »Mama, ich muss immer noch.« Bestürzt starrte ich Ulli an, der mit hängenden Armen am Fußende des Bettes stand. Er war nur den Flur auf und ab gelaufen. Ich rannte mit Tim hinaus.

An diesem Abend rief ich Marvin an, er, der schon immer für mich da war. Ihm vertraute ich, er kannte mich doch, wusste meine Verzweiflung wahr- und ernst zu nehmen. Er kam gleich am nächsten Tag und überzeugte Ulli, dass er einen Therapeuten aufsuchen solle. Eine Adresse hatte er mitgebracht. Ulli versprach zu gehen, ich schöpfte Hoffnung. Erstaunlich schnell bekam er einen Termin und ging fortan wöchentlich zu seinen Stunden. Alles würde gut!
Die Kinder schliefen, Ulli ging wie so oft in den letzten Wochen zu Hause grummelnd im Flur auf und ab. Seine Schritte zerrten an meinen Nerven: »Ulli, was ist mit dir?« Keine Reaktion. Ich stellte mich ihm in den Weg. Er schubste mich fort. Da läutete es an der Tür, Michele, eine Nachbarin, stand lächelnd davor: »Hallo, ich dachte, vielleicht habt ihr Lust, unseren neuen Wein zu probieren.« »Ach, ddass wäre nnett ...«, stotterte ich verunsichert. Lächelnd kam Ulli hinzu: »Ah Michele, komm doch rein.« Verdattert nickte ich und stellte Gläser auf den Tisch. Ulli

lief zum vertrauten Unterhalter auf, wir verbrachten eine lustige Stunde. Wieder schöpfte ich Hoffnung: Alles würde gut! Michele war gegangen, Ulli ging wieder grummelnd den Flur auf und ab. »Verdammt, was soll das, rede mit mir!« Er schaute mich an, als sei ich eine Fremde.

Eines Abends, ich hatte längst aufgehört, nach dem Grund des stundenlangen Auf-und-ab-Gehens zu fragen, saß ich erschöpft in der Küche und presste mir die Hände auf die Ohren. Das Geräusch seiner schlurfenden Schritte – unerträglich. Plötzlich tippte er mir auf die Schulter und schrie: »Du bist wie meine Mutter!« Ungebremst schlug er mir seine Faust ins Gesicht. Reflexartig sprang ich auf und schlug zurück. Atemlos standen wir uns gegenüber. Da brach er hemmungslos weinend zusammen: »Das wollte ich nicht, das tut mir leid, verzeih mir, ich liebe dich doch.« Betäubt strich ich ihm über seinen Rücken.

Die Sonne hat meinen Balkon erobert, das Sturmgeläut der Kinder reißt mich aus den Gedanken. Die drei rennen die Treppe hoch.

Hannah zieht sich an meinem Hosenbein hoch. »Die wird ja bald alleine stehen«, meint Marvin erfreut. »So, jetzt muss ich aber los!«

»Marvin, Marvin, der Sprung!« Marvin lacht, streicht Tim liebevoll über den Kopf: »Klar, komm.«

»Eins, zwei und dreeeeiii«, schallt es kurz darauf durch die Wohnung. Anschließend geht Marvin. Der Nachmittag schleicht vorüber, endlich Kinderstunde im Fernsehen, eine halbe Stunde Zeit für mich, denn die Erinnerungen an die Schläge beschäftigen mich. Damals sind die Kinder oft in der Nacht aufgewacht, waren unruhig, haben geweint. Nach dem Schlag bat ich Ulli, im

Wohnzimmer zu schlafen. Am nächsten Morgen rief ich gleich bei Ullis Therapeut an, der Schlag schürte meine Unsicherheit Ulli gegenüber, jemand musste mir versichern, dass alles nur eine Ausnahme war. Kurz erzählte ich dem Therapeuten vom Schlag auf Ullis wie auch auf mein Auge, wir bekamen für den Vormittag einen Termin. Tim wollte nicht in den Kindergarten, doch es blieb mir nichts anderes übrig, als ihn weinend dort abzugeben. Ich wollte, ich konnte ihn nicht bei dem Gespräch mit dem Therapeuten dabei haben. Sein tränenverschmiertes Gesicht an der Glasscheibe tat mir unendlich leid, doch ich hatte keine Wahl. Für Hannah ließ sich so kurzfristig niemand finden, sie musste mit. Bitte, flehte ich die Fahrt über, lass sie schlafen, lieber Gott, wenn es dich gibt, dann lass sie alles verschlafen! Ulli war fahrig und desorientiert. Zum dritten Mal liefen wir die Bahnhofsstraße entlang. Er erinnerte sich einfach nicht mehr, in welchem Haus sich sein Therapeut befand. »Warum wollten wir dorthin?«, fragte er erneut. »Schau dir meine Auge an! Deshalb!« Ich kochte innerlich, meine Wut war grenzenlos. Ulli schaute mich verständnislos durch seine schief sitzende Brille an. Er nickte, doch ich ahnte, dass er nicht wusste, was das alles zu bedeuten hatte. Ich suchte eine Telefonzelle und rief Marvin an, er hatte ihm diesen Therapeuten empfohlen, also würde er die Adresse wissen. Wir standen fast davor. Hoffnungsvoll betrat ich die Praxis. Freundlich begrüßte uns der Therapeut und brachte sogleich ein großes Kissen für die schlafende Hannah. Ich legte sie hin, sie schlief weiter, ich war fürs Erste beruhigt. Ulli auf dem Stuhl neben mir hatte seinen orientierungslosen, fahrigen Blick verloren. Gelassen und ruhig saß er im Sessel, erzählte sofort von seinem Druck, den er leider gestern nicht mehr ausgehalten hätte.

Es täte ihm sehr leid, dass ich ihn abbekommen hatte. Problemlos beantwortete er alle Fragen, die der Therapeut ihm stellte. Der Raum um mich begann zu wanken, ich verlor die Kontrolle über meine Worte, antwortete stammelnd. Der kritische Blick des Therapeuten auf mir ließ mich den Boden unter den Füßen verlieren. Der Therapeut war gänzlich begeistert von Ullis Reflexionsfähigkeit. Wir seien ja beide nicht unbeteiligt an dem, was geschehen ist. Schließlich hätte ich den Schlag nicht auf mir sitzen lassen. Es habe wohl jeder von uns etwas überreagiert. Ulli kniete sich vor mir hin: »Verzeih mir bitte, es wird nicht mehr vorkommen.« Verzweiflungstränen schossen mir in die Augen.

»Ihre Frau ist sehr bewegt, Herr Meyerfeld, doch ich bin überzeugt, dass sie Ihre Entschuldigung annehmen kann, nicht?« Seine weißen Zähne fletschten mir lächelnd zu. Automatisch nickte ich. Pünktlich nach fünfzig Minuten wurden wir verabschiedet, der ganz persönliche Rat des Therapeuten an mich: »Wenn Ihr Mann emotional sehr ergriffen ist, arbeitet er seine Vergangenheit auf. Reagieren Sie bitte nicht provozierend.« Ermunternd schlug er Ulli auf die Schultern: »Weiter so, Sie sind auf dem Weg!«

Schweigend stiegen wir die Treppen hinab. »Wo sind wir?«, flüsterte Ulli: »Was machen wir hier?« Ich hielt Hannah fest, der Wahnsinn legte seine kalte Hand auf meine Schulter. Zählend konzentrierte ich mich auf jede Stufe, jeden letzten Funken meiner Kraft benötigte ich zu verhindern, nicht hemmungslos loszuschreien. Zu Hause hatte ich solche Angst, den Boden unter den Füßen zu verlieren. In dieser Not rief ich meinen Hausarzt an und erzählte, was sich abgespielt hatte. Er hörte zu, glaubte mir: »Ich lege jetzt auf, gehen Sie ihm aus dem Weg, ich versuche, einen Platz in der Psychiatrie zu bekommen und rufe Sie sofort zurück, sobald ich was weiß.«

»In die Psychiatrie wird er nicht gehen, da müssten sie ihn zwingen, das weiß ich, seine Erfahrungen mit 18, die Tabletten, das Gefühl, gelähmt zu sein, niemals wird er diesen Schritt freiwillig machen«, flüsterte ich ins Telefon. »Okay, außerdem haben Sie Ihren Wohnsitz im Elsass ... er muss freiwillig gehen, ich versuche es in einer psychosomatischen Einrichtung, vielleicht, vielleicht geht er dorthin.« Ich nicke. »Haben Sie mich gehört, Frau Meyerfeld?«

»Ja, ja, rufen Sie mich zurück, sobald Sie etwas wissen.«

Ich legte auf, beobachtete heimlich jeden von Ullis Schritten. Er ging hin und her, führte Selbstgespräche, ich hielt mir die Ohren zu. Eine Stunde später rief mein Hausarzt zurück. Für morgen habe er ein Bett in der psychosomatischen Klinik in Freiburg bekommen. Er müsse freiwillig gehen. Spät in der Nacht, nachdem die Kinder endlich schliefen, befahl ich Ulli zu mir an den Tisch. Ich setzte alles auf eine Karte: »Entweder du gehst morgen in die Klinik und kümmerst dich um dich, damit wir wieder eine Chance bekommen, oder ich gehe morgen mit den Kindern weg!« Er brach zusammen – ich solle nicht gehen! Nicht in die Klinik, keine Medikamente, er wolle nicht ... er weinte, jammerte, er tat mir so unendlich leid, doch der Schlag in mein Gesicht brannte, ich durfte nicht mehr einknicken, ich musste an mich, an die Kinder denken. In den Morgenstunden, nachdem ich ihm geschworen hatte, dass er keine Tabletten nehmen müsse, wenn er nicht wolle, erklärte er sich bereit, zu gehen. Ich solle seinen Therapeuten anrufen und ihm diese Entscheidung mitteilen. Morgens früh rief ich an: »Mein Mann lässt sich in die psychosomatische Klinik einweisen ...« Weiter kam ich nicht. Ullis Therapeut schrie mich an, beschuldigte mich, das Leben meines Mannes zu zerstören. Unverantwortlich sei mein Handeln und unter keinen Umständen notwendig. Der Boden unter meinen Füßen gab nach, verunsichert rang ich um Worte, da sah ich mein blaues Auge im Flurspiegel und ich hörte mich sagen: »Gut, wenn Sie dieser Meinung sind, dann nehmen Sie ihn bei sich zu Hause auf und wenn er Ihnen eine knallt, verhalten Sie sich bitte adäquat!« Mein Puls hämmerte in meinen Ohren. Nachmittags war die Tasche gepackt, Ulli verabschiedete sich weinend von den Kindern. Ich fuhr ihn in die Klinik. Knapp vierzig Kilometer ohne ein Wort. Die Klinik lag inmitten alter Villen. »Schön hier«, war das Erste, was ich sagte. »Ich gehe allein«, antwortete er und stieg aus. Mit der Reisetasche kam er zur Fahrerseite. Ich ließ die Scheibe hinab, kämpfte gegen die Tränen, unsicher küssten wir uns. Mit schweren Schritten stieg er die Stufen hinauf. Neben einer Statue ohne Kopf blieb er stehen, sah sie an. Ich presste meine Hand auf den Mund. Ohne sich umzudrehen, stieg er die letzten Stufen hinauf.

»Mama, die Kinderstunde ist aus! Gehen wir jetzt zum *Lago* essen?«

»Ja, Ruben und Jutta müssten gleich kommen.«

Auf dem Fahrrad strampeln wir zum See, an dem das Lokal liegt. »Mama, wann arbeitest du denn jetzt dort und wann kommt die Babysitterin? Rubens Babysitterin ist echt nett, ich will auch so eine. Können wir nicht die Gleiche haben?« Lachend antworte ich, wie schon so oft, dass Rubens Babysitterin belegt ist, wir aber diese Woche unsere kennenlernen werden. Kaum an der Kneipe angekommen, rennen die Jungs ans Wasser und jagen

Enten. Hannah schichtet die Kiesel der Terrasse um, als Jutta sich räuspert: »Sag mal, Lisa, was hältst du davon, wenn wir einfach unsere Sachen packen und gemeinsam Urlaub machen?« Lau die Sonnenstrahlen auf meinem Gesicht. Oh ja, denke ich, das wäre schön. Sonne, fort von hier, campen, Abstand, Leben. Ulli! Ich richte mich auf: »Ulli ist erst seit zehn Wochen beerdigt. Das gehört sich doch irgendwie nicht!«

»Ach nee? Das gehört sich nicht? Hat er dich denn gefragt, ob es sich gehört, was er getan hat?«

Die Kinder schmeißen Steine ins Wasser. Tim lacht.

»Ich kann doch nicht einfach in Urlaub fahren!«

»Du redest wie deine Mutter. Schau doch, was *du* willst!«

Betroffen schweige ich. Hannah strahlt, die Kiesel bereiten ihr Vergnügen. Eher an mich gerichtet antworte ich leise: »Wenn ich gehe, fühle ich mich wie eine Verräterin. Er ist tot und ich habe Leben. Wenn jetzt schon ein Jahr rum wäre oder so, dann, dann müsste ich ...«

Jutta greift über den Tisch nach meiner Hand. »Wer gibt dir das vor?« Ich weiß keine Antwort, kann nur mit den Schultern zucken. Erleichtert schaue ich zu Tim, der plötzlich neben mir steht und mich an der Schulter berührt: »Mama, ich habe Hunger!«

Ich ziehe meine Hand aus Juttas zurück: »Gib mir noch ein bisschen Zeit für die Antwort, okay?« Sie nickt.

»Komm, Tim, wir gehen rein, bestellen die Flammkuchen, vielleicht ist einer der Chefs da und ich kann gleich den ersten Dienstag festmachen.«

Anne kommt, sie ist mir auf Anhieb sympathisch. Spielend knüpft sie mit beiden Kindern Kontakt, im Nu sind sie im Kinderzimmer verschwunden! Ähm, also ich ... unsicher bleibe ich in der Küche stehen, lausche; nichts. Auf dem Balkon schließe ich die Augen und strecke mein Gesicht der Sonne entgegen.

»Lisa?«, ruft Anne. Ich eile zur Kinderzimmertür. »Hast du noch was zu besorgen? Ich habe noch eine Stunde Zeit.« Alle drei sitzen eifrig am Kindertisch. »Nicht schauen, Mama, nicht!«, schreit Tim, als er mich entdeckt: »Das hier ist eine Überraschung!« Folgsam drehe ich mich um: »Also, ich, ich kann, ich soll wirklich gehen?« »Jajajaja.« Hannah kommt angekrabbelt und will auf meinen Arm. Aha! Doch nicht. Sie gibt mir einen Kuss, will dann jedoch wieder runter. »Adda, adda!«, winkt sie, lacht. Perplex winke ich zurück. »Okay, ich bin spätestens in einer dreiviertel Stunde wieder zurück.« »Ja, ja, und dann habe ich eine Überraschung für dich«, ruft Tim. An der Wohnungstür holt Tim mich ein: »Bussi, Mama!«

Vor der Haustür bleibe ich stehen, gleich werden sie nach mir rufen – nichts. Langsam gehe ich die Stufen hinab. Im Hinterhof Ullis rotes Rennrad. Ulli! Das Schnappgeräusch meines Fahrradschlosses rollt die grauen Häuserwände hinauf. Der Lärm der Straße schlägt auf mich ein, als ich mein Rad hinaus auf den Radweg schiebe. Ich steige auf und trete in die Pedale. Weitläufig und mit altem Baumbestand liegt der Friedhof vor mir. Der Kies knirscht unter meinen Füßen, ich muss die Querstraßen zählen, damit ich die kleine Abzweigung finde. Vögel zwitschern in den Bäumen, Blumen blühen in allen Farben. Eine alte Frau grüßt mich freundlich. Zwischen den alten verwitterten Grabsteinen ein neues Kreuz: Ulli Meyerfeld.

»Hallo!«, rufe ich vorsichtig in die stille Wohnung. Mein Herz setzt einen Schlag aus, doch plötzlich stürmen die drei »AAAAHHHH!!« schreiend und laut lachend mit ihren gebastelten Masken aus dem Zimmer. »Habt ihr mich erschreckt!« Erleichtert falle ich in ihr Lachen ein, nur mein Herz braucht einen Moment länger, bis es seinen Rhythmus wiederfindet. Auch mir haben sie eine Maske gebastelt, sie passt und unser Gekreische schwappt auf die Straße hinaus.
Anne ist gegangen, sie würde gerne bei mir regelmäßig babysitten. Ich bin erleichtert und heimlich glücklich: mein Stück Freiheit! Das Telefon reißt mich aus meinen Gedanken.
»Hallo! Ach, du bist es, Mutter!«
»Wie geht es dir, Kind?«
»Ach, heute ist ein guter Tag ...« Alles sprudelt aus mir heraus, als ich ende, schweigt sie. »Was ist?«
»Also, ich weiß ja nicht, Kind, ich finde, du kannst doch die Kleinen nicht von einer Fremden, einem Mädchen von gerade mal 15 Jahren, beaufsichtigen und ins Bett bringen lassen!«
»Mutter, es ist die Tochter von Marvins neuer Freundin!«
»Wenn da was passiert, das ist doch verantwortungslos.«
Sie schweigt. »Außerdem kann ich mit dem zusätzlichen Geld versuchen, Herrin meiner Schulden zu werden«, fällt mir ein.
»Nun, du musst es ja wissen«, erwidert sie resigniert.
»Was hast du, Mama?«, fragt mich Tim, nachdem ich aufgelegt habe. »Ach, ich habe mich gerade über Oma geärgert. Sollen wir noch, bevor ich koche, eine halbe Stunde auf den Spielplatz?« Begeistert zieht Tim sich seine Schuhe an und rennt vorneweg, ich mit Hannah hinterher. Ist Anne wirklich gut? Ist es vielleicht zu früh für die Kinder? Vielleicht sollte ich doch noch warten. Tim

hat den Spielplatz erreicht und eine Schaukel ergattert. Im Buddelplatz, Hannahs Lieblingsecke, ist noch einiges los, eine Gruppe Krabbelkinder schaufelt ... oh nein, ich habe Hannahs Eimer und die Schaufel vergessen! Seufzend setze ich Hannah etwas abseits der Gruppe in den Sand. Sie gluckst und bohrt beide Hände in den Sand hinein. Vielleicht sollte ich Anne heute Abend anrufen und fragen, ob sie diese Woche noch mal kommen kann, vielleicht abends, vielleicht gehe ich dann zu Corinna nach nebenan ... sie bringt sie ins Bett und ich bin in der Nähe. »Mama! Schau mal!«, schreit Tim herüber. »Wow, Tim, wie bist du denn auf das Häuschen hinaufgekommen?« Er strahlt über das ganze Gesicht: »Alleine, von da vorne.« Im Augenwinkel sehe ich Hannah, die auf die Kindergruppe zukrabbelt. »Tim, wenn du nicht alleine runterkommst, gib bitte Bescheid.« Oh, oh! Hannah hat einen im Abseits liegenden Eimer der Krabbelkinder erobert. Hätte ich doch nur ihr Sandelzeug nicht vergessen! Glücklich füllt Hannah den Eimer mit Sand, alles bleibt ruhig. Für einen Moment schließe ich die Augen: Was will ich? Ich will den Kindern nicht schaden, aber ein freier Abend in der Woche würde mir guttun. – Du musst es ja wissen! Mutters Satz bohrt in meinem Innern.

»Du weißt schon, dass das nicht dein Eimer ist?« Erschreckt öffne ich die Augen, vor Hannah kniet eine Mutter. »Justin, du gibst doch dem Bub hier den Eimer, oder?« Justin, eins der Krabbelkinder, schaut in ihre Richtung, sieht den Eimer und schreit. Hannah hält den Eimer fest. Noch bevor ich reagieren kann, kommt eine zweite Mutter, wischt Hannah flink mit einem Tuch über den Mund, vor Schreck lässt Hannah den Eimer los, Mutter eins ergreift ihn, Mutter zwei zaubert einen Keks vor Hannahs Nase. Mittlerweile habe auch ich mein Kind erreicht, Hannah strahlt über das ganze Gesicht und stopft gierig den Keks in den Mund. Die Keksmutter richtet sich auf, lächelt mich an: »Das ist ja ein süßer Bub und so eine nette blaue Latzhose!« Hannah streckt ihr die Hand entgegen: klare Ansage, sie will noch einen. »Ach, du Kleiner, hast aber großen Hunger. Ich hab jetzt keinen mehr, aber deine Mama hat sicher auch Kekse dabei!« Sie streicht Hannah über den Kopf und lächelt mich an: »Mit so Kleinen kann man ja ohne Essbares das Haus schier nicht verlassen.«

Ihr hohes Lachen schmerzt in meinen Ohren. »Er ist ein Mädchen«, sage ich und wende mich ab. Ohne mich um Hannahs Geschrei zu kümmern, schreite ich Tim entgegen, der auf mich zu rennt und ruft: »Ich will auch einen Keks, Mama!«

Hannah schreit und windet sich gegen meinen festen Griff.

»Wir gehen!«, ich kann den Zorn kaum zügeln, spüre den Blick der Mütter auf meinem Rücken, ergreife Tims Hand. »Wir gehen!«

»Nein, Mama, nein!«

»Doch, ihr armen Kinder, ihr verhungert ja gleich!«, zische ich Tim zu und lasse seine Hand nicht los. Außer Sichtweite wird mein Griff lockerer, vielen Dank auch, Ulli, vielen Dank, dass du mir alles überlässt, alles! Ich sehe in Hannahs tränenverschmiertes Gesicht, oh nein! Ich setze mich auf eine Bank, Hannah schluchzt.

»Verzeiht mir, ihr könnt wirklich nichts dafür. Es tut mir leid, dass ich so grob zu euch war.«

Hannah legt ihren Kopf auf meine Schulter, Tim lässt sich in den Arm nehmen, ich schließe einen Moment die Augen, die Kraft kehrt zurück. »Habt ihr Lust auf Spaghetti?«

»Ja, Mama, und Butterkeks!«

An der Ampel bleiben wir stehen, Tim lässt meine Hand los und rennt zur Litfasssäule: »Mama! Schau mal, da ist ein Riesenrad drauf, kommt der Rummel bald?« Aufgeregt klopft er mit der flachen Hand dagegen: »Mama? Kommt der Rummel? Was steht da?«

Rummel, unser Ritual, immer sind wir Riesenrad gefahren, immer haben wir dabei Popcorn gegessen, immer.

Ich könnte lügen, nur eine kleine Notlüge. Seine blauen Augen leuchten. »Ja, Tim, der Rummel kommt bald!«

»Juhu! Super! Hannah, der Rummel kommt, Riesenrad, Popcorn!«

»Stopp, Tim! Ich weiß noch nicht, ob wir drei dieses Mal auf den Rummel gehen ...«

»Wir gehen doch immer. Bitte!«

»Ohne Ulli?«

Er blickt zu Boden, schweigt.

»Wir haben noch Zeit, bis der Rummel beginnt, ich überlege es mir, okay?«

Er nickt.

Alles lief gut, der Probedurchlauf mit Anne und der erste Arbeitsdienstag. »Arbeiten war richtig gut und Anne – eine Perle. Die Kinder sind begeistert, Anne hat drei Gutenachtgeschichten vorgelesen«, sage ich zu Freya, die mich spontan besucht, »Schwung, ich habe Schwung bekommen.« Freya lacht und prostet mir zu. »Weißt du, was ich am meisten genossen habe?« Freya schüttelt den Kopf. »Ich war dort im Lokal einfach ich, eine Mutter von zwei Kindern, nicht die Frau des Erhängten.«

Schweigend lauschen wir dem Verkehr.

»Das hat mir gefallen, und es ist mir dadurch bewusst geworden, dass ich hier die Frau des Erhängten bin, dass ich das für die meisten einfach bin. Doch dort, dort habe ich jetzt eine suizidfreie Nische, das tut mir gut.«

»Auf die Nische!«, prostet Freya mir zu. Es klirrt leise, als sich die Gläser berühren.

»Lisa, wieso bleibst du in dieser Wohnung? Wieso beginnst du nicht irgendwo anders neu, irgendwo, wo es niemand weiß?«

Neu sortiert stehen die Bücher im Regal. »Es ist einfach so, dass diese Wohnung meine ist. Das war sie von Anfang an. Während der Zeit, in der Ulli in der psychosomatischen Klinik war und die Kinder und ich wie abgeschnitten von allen sozialen Kontakten im Elsass lebten, wollte ich nur noch eins: zurück nach Freiburg.«

Freya nickt, draußen hupt ein Auto, Türen knallen. »Ich wollte zurück ins Leben! Ulli wurde nach drei Monaten entlassen, er war wie verwandelt, stoisch, lethargisch, manchmal so teilnahmslos. Da rief Jutta an und erzählte mir von dieser Wohnung. Ich habe sie mir ohne Ulli angeschaut, er wollte nicht mit, ihm war es egal.« Das Gefühl der alten Schwere kehrt für einen Moment zurück. »Ja, das war nicht so toll, doch als ich die Wohnung hier betrat, war ich einfach nur beglückt, der Lärm in den vorderen Zimmern, Leben, die Hinterhofsenge, Geborgenheit. Dass die Dusche in der Küche war und die Toilette außerhalb der Wohnung, störte mich überhaupt nicht. Hoffnung schöpfte ich, als mir der Vermieter sagte, ich könne sie haben. Diesen Februar sind wir eingezogen, acht Wochen später ... den Rest kennst du.«

Freya nickt, leise füge ich hinzu: »Ich lasse sie mir von ihm nicht nehmen, verstehst du?« Leise klirren unsere Gläser. »Ja, das verstehe ich.« Sie beugt sich zu mir rüber, drückt meine Hand:

»Also, ich, ich bin einfach froh, dass wir uns dadurch wieder gefunden haben!«
»Ja, das ist schön!«
Freya ist schon lange fort, ich sitze im Dunklen auf dem Balkon. Wie das wohl auf die Menschen draußen wirkt, dass ich hierbleibe? Leise seufze ich in die Nacht hinein. Niemand hört mich, alles schläft.

Jutta kommt zum Kaffee, die Jungs sind sich sofort einig, heute ist Verstecken dran. Als ich mit der Kaffeekanne an den Tisch komme, schaut Jutta mich ernst an: »Ich muss jetzt einfach meinen Urlaub planen, ich will nicht mitten in den Sommerferien fahren. Wie sieht es bei dir aus?«
»Ich weiß noch nicht.«
»Ist es immer noch wegen Ulli?« Ich schweige, sie fährt fort: »Also, ich würde gerne ans Meer fahren, Südfrankreich oder so.«
»So weit?«
Sie lacht. Ich weiß, dass sie alle Urlaube, alle weiten Strecken mit Kind, alles einfach allein macht und machen musste, da Rubens Vater und sie nun mal nicht miteinander zurechtkamen. Aber ich, ich bin mit zwei Kindern noch nie allein so weit gefahren, 900 Kilometer ans Meer. Sie lehnt sich zurück, lächelt. Nach einer kurzen Weile meint sie: »Wenn dir das zu weit ist, dann von mir aus eine Woche an die Ardèche, das ist nur halb so weit.«
»Wann willst du denn fahren?«, frage ich vorsichtig.
»Anfang Juli. Mensch, Lisa, dir täte das gut, glaub mir!«
»Ja, irgendwie ... irgendwie wäre das schon gut, aber ... ich alleine mit beiden Kindern eine so lange Strecke, das, das ist ... und was das kostet ...«

Jutta stöhnt: »Ardèche ist nicht so weit, das kannst auch du, und es kostet Benzin und Campingplatzgebühren, mehr nicht. Du bekommst doch die 1000 Mark von Ullis Lebensversicherung noch, oder etwa nicht?«

»Doch schon, aber ich habe auch 10.000 Mark Schulden.« Sie nickt und fragt: »Kann nicht deine Mutter oder dein Vater dir etwas geben, damit die Schulden schrumpfen?«

»Du weißt doch, meine Mutter steckt mir immer etwas zu, meinen Vater brauche ich erst gar nicht zu fragen, außerdem ...«

»Mama! Mama!«, schallt Tims Rufen durch den Flur. »Ich will nicht betteln, ich werde alles irgendwann in den Griff bekommen.«

»Schau mal, Mama, was Ruben und ich hinter dem Vorhang im Flur gefunden haben!« Ich drehe mich um, das Lächeln gefriert mir im Gesicht: »Tim, gib das bitte mir, hörst du?« Beleidigt verzieht er sein Gesicht: »Aber wir wollen damit spielen. Die Schnur ist so schön lang und hat so viele tolle Schlaufen dran!«

»Ja, stimmt, dennoch ...«

»Schau, Mama, man kann die Schlaufen sogar auf- und zuziehen!«

Mir stockt der Atem, als er die Henkersknoten hin- und herschiebt.

Beherzt greift nun Ruben nach einer anderen Schlaufe und sagt ganz begeistert: »Ja, alle! Die hier auch!«

Mir wird übel: »Tim, bitte gib mir sofort das Seil. Ich will nicht, dass ihr damit spielt.«

»Ach, Mama, du bist gemein!«

»In der Küche unter der Spüle liegt noch eine lange Schnur, die könnt ihr nehmen. Diese Knoten sind gefährlich, wenn du deine

Hand hineinsteckst und Ruben daran zieht, kann das ganz schön weh tun.«

»Hast du die Knoten dran gemacht?«, fragt er mich. Langsam schüttele ich den Kopf. »Nein, Tim. Ich glaube, sie sind von Ulli!«

»Ah! Hier, Mama, kannst sie haben. Wir nehmen die Schnur aus der Küche.«

Meine Finger zittern, als ich Jutta das andere Ende des Seils über den Tisch reiche. Zwanzig Schlingen, zwanzig gut funktionierende Knoten. »Jutta! Er hat geübt! Ich habe dieses Seil noch nie zuvor gesehen. Es lag hier! In der Wohnung!« Meine Stimme überschlägt sich: »Ich ... ich hätte es sehen müssen. Ich hätte es bemerken können.« Die Bücher, das Seil – alles Zeichen. »Ich bin so blind«, flüstere ich leise. Rau und derb die Knoten in meiner Hand.

»Mama! Hannah stinkt!« Gekicher und Lachen aus dem Kinderzimmer. »Ich komme gleich!«

Sprachlos schauen Jutta und ich uns an.

Lachend kommen die Kinder ins Zimmer, die Großen tragen Hannah an Händen und Füßen zu mir: »Die stinkt!«

Nachdem Jutta gegangen ist, wage ich einen Blick hinter den Vorhang, ich finde keine weiteren Seile mehr. Ich kann nicht glauben, dass er plante, dass er übte, dass er ... während wir, in einer Wohnung, in einem Bett, ich hätte etwas merken müssen ... Sie haben keine Schuld, sagt mein Therapeut, Sie sind beteiligt, aber es geht nicht um Schuld. Doch, ich bin schuld, habe nichts von den Warnsignalen, nichts von seinen Aktionen mitbekommen, und das, obwohl wir hier tagaus, tagein zusammen waren. Ich muss mich an der Wand abstützen. Ich konnte einfach nicht mehr, ich konnte ihn einfach nicht mehr ertragen in seiner Lethargie. Trotzdem! Warum habe ich mir ihn ausgesucht, in welchen Typ Mann habe ich mich denn verliebt? Der Gedanke sticht leise. Alle Verflossenen haben meine Energie und meine Kraft gemocht, wenn ich gebe, muss ich mich dann selbst nicht spüren? Ich räume die Küche auf, kann mich nicht entscheiden, was ich kochen soll, will nichts mehr denken müssen, will im eigenen Mitleid schmoren. Die Tüte mit dem Schlingenseil steht im Flur, ohne nachzudenken, ergreife ich sie, renne die Stufen hinab, fast tonlos schlägt die Tüte auf dem Boden der Mülltonne auf. Hinauf werde ich kurzatmig, ich sollte mit dem Rauchen aufhören, ach nein, nicht das auch noch! Die Tränen schmecken salzig.

Auf dem Balkon beruhigen sich meine Gedanken. Ich habe keinen Hunger, zwinge mich jedoch wegen der Kinder an den Tisch.

Tim stochert lustlos im Teller herum. Beschäftigen ihn die Seile? Oder hat er einfach keinen Hunger? Soll ich ihn nach den Seilen fragen? Soll ich etwas zu den Seilen sagen? Wahrheit, Aufrichtigkeit soll doch die Basis meines – unseres Lebens werden, was mache ich jetzt nur?

»Tim, du isst ja gar nichts, hast du keinen Hunger?«

»Nö.«

»Bist du müde?«

»Nö.«

Schweigend räume ich den Tisch ab. Anschließend klettert er auf meinen Schoß, Hannah zieht sich am Stuhl hoch. »Mama, liest du mir heute Abend wieder was vor? Und gell, ich darf bei dir schlafen und Hannah auch?«

»Sicher.«

Hannah ist schon beim Vorlesen eingeschlafen; als ich noch einmal einen Blick ins Schlafzimmer werfe, wälzt Tim sich hin und her. »Kannst du nicht einschlafen?«, flüstere ich.
Er schüttelt den Kopf. Ich lege mich neben ihn, er kuschelt sich in meinen Arm. »Bist du traurig?« Keine Reaktion. Langsam streichle ich seinen Rücken. Sacht zittern seine Schultern, er weint! Mein Herz zieht sich zusammen, ich kann meine Tränen nicht zurückhalten, kann seine Tränen kaum ertragen. Jetzt könnte ich Ulli umbringen. Weil er ihm das antut! Tims Rückenmuskulatur verkrampft sich, das Zittern verebbt, er hat zu weinen aufgehört, die Trauer um mein Kind schüttelt mich, ich ahne, dass meine Tränen seine verhindern, kann dennoch nicht aufhören. »Es tut mir leid, Tim. Es tut mir leid ...« Irgendwann schläft er in meinem Arm, zum Glück ist morgen Therapietag.

Ich muss heute in der Sitzung über Tim und das Seil reden. Ohne innezuhalten, erzähle ich meinem Therapeuten, was sich gestern zugetragen hat. Als ich ende, betrachtet er mich schweigend; wie so oft flüchte ich in den großen Schaukasten, der mir gegenüber hängt, er beherbergt die unterschiedlichsten Schlüssel, und ganz unten rechts, ein Schloss aus Großmutters Zeiten. »Was weiß Tim wohl über das Seil?«, frage ich und bleibe an dem großen Schlüssel im Schaukasten hängen. »Sollte ich ihm den Sinn des Seils gleich sagen? Wahrheit um jeden Preis? Ist nicht die Grausamkeit eine Grenze? Ich muss mein Kind doch schützen, niemand darf ihm wehtun, schon gar nicht ich. Irgendetwas in mir wehrt sich und will nicht reden über Knoten, Seile, Ersticken, blaue Ränder und kalte Hände, verstehen Sie?«

Seine braunen Augen ruhen auf mir, schnell weiche ich in den Schaukasten zurück. Ob überhaupt einer dieser Schlüssel in das Schloss dort passt?

»Ein Kind erkennt die Wahrheit, es fühlt sie. Fragt es, so bittet es um Bestätigung. Wird es belogen, verletzen diese Lügen seine Seele.«

»Man hört dann zu fragen auf«, sage ich leise. Zustimmend nickt er. »Das bedeutet«, spreche ich weiter, »dass Fragende eine ehrliche Antwort brauchen. Wenn ich als Kind Antworten erhalte, die unwahr sind, weiß mein Herz um die Lüge.«

Er lächelt und schaut mich an: »Ja, und auf Dauer wird dies der Nährboden für die Zweifel an der eigenen Wahrnehmung.«

Meine feuchten Finger krallen sich in die Sessellehne. Mutter, trennt ihr euch? Lachen, unwahre Antworten, Hamet: Alles zu meinem Besten. Ich umgreife die Armlehne meines Sessels und drücke zu.

»Das bedeutet, wenn Tim mich nicht nach den Seilen fragt, werde ich nicht von mir aus beginnen, darüber zu reden?« Er nickt erneut. »Wenn er fragt, wofür Ulli die Seile benötigte«, trocken schlucke ich, »dann ist er bereit, die Wahrheit zu hören?« »Ja.«

»Doch was ist, wenn er mich nicht fragt und die Seile bedrücken ihn dennoch?«

»Sie erinnern sich an das In-die-Hose-Pinkeln Ihres Sohnes, nachdem Ihr Mann in die psychosomatische Klinik ging?«

Sicher erinnere ich mich daran, denke ich. Diese Erfahrung war mit ein Grund, weshalb ich diesem Therapeuten zu vertrauen begann. Als Ulli von der Klinik verschluckt wurde, begann Tim, tagsüber einzunässen, erst einmal wie zufällig. Dann immer öfter, immer mehr. Ich stand dem hilflos gegenüber, schimpfte, tröstete, ermutigte – nichts half. Meine Therapie hatte gerade begonnen, so war dort der Ort, wo ich Hilfe erhoffte. Ich hatte keine Vorstellung davon, was mir gesagt werden würde, dachte an Tipps wie: Ihn in regelmäßigen Abständen auf die Toilette schicken usw. Nichts dergleichen kam. »Ihr Kind will wissen, was vor sich geht«, hatte mein Therapeut zu mir gesagt. Das saß, wusste ich doch selbst nicht, was vor sich ging. Genau das wolle Tim hören, meinte er, er wolle wissen, dass die Ungewissheit, die er spürt, da ist und ob ich etwas dagegen tue. Er wolle nicht mehr allein in diesem Boot sitzen. »Ich kann doch keinem Dreieinhalbjährigen sagen, dass ich nicht weiß, was mit seinem Vater

los ist, dass ich nicht weiß, wohin es geht und was geschehen wird«, antwortete ich.

»Doch, denn genau das ist Ihre und seine Wirklichkeit. Er spürt sie, genau wie Sie, er kann nicht fragen, doch er zeigt Ihnen seine Not, indem er einnässt. Erzählen Sie ihm nicht, dass alles gut wird, das wissen Sie nämlich nicht. Aber sagen Sie ihm, dass Sie ihr Bestes geben, um Lösungen zu finden.« Aufrichtigkeit, auch wenn es scheinbar Schwächen sind. Dieses Gespräch stellte meine Sicht der Welt auf den Kopf, und das darauf folgende Gespräch mit Tim brachte mich auf meinen Weg. Wieder sehe ich mich und Tim vor mir. Mein Therapeut hatte mich gut vorbereitet, dennoch, als ich tatsächlich mit Tim auf dem Schoß in unserer Küche saß, schlug mein Herz bis zum Hals. »Tim, Ulli ist krank, wir können seine Krankheit nicht sehen, kein Gips, keine Operation, keine Wunde und doch ist er im Krankenhaus. Ulli ist schon lange anders als früher …« Tim begann zu schreien: »Nein, nein, hör auf, ich will das nicht hören!« Abwechselnd schlug er auf mich ein oder hielt sich die Ohren zu. Es ist der Schrei nach Wahrheit, hämmerte es in meinem Kopf. Meine Tränen gaben mir die Kraft, mich über meine Angst, vielleicht doch Schaden anzurichten, hinwegzusetzen. Ich hielt ihn nicht fest, er schlug mich, schrie, blieb jedoch sitzen und ich sprach von der Angst, nicht zu wissen, wie es Ulli geht und ob er jemals wieder so würde wie früher. Tim hörte irgendwann auf zu schlagen und weinte still an meiner Schulter. Ich versprach ihm, mein Bestes zu geben, damit unser Leben wieder gut wird. Wie lange das dauern würde, wüsste ich jedoch nicht. In diesem Moment nässte er das letzte Mal ein. Beide waren wir verheult, beide lächelten wir, als wir uns trockene Hosen anzogen.

»Das bedeutet, wenn Tim die Seile nicht mehr erwähnt, nicht fragt und keine Verhaltensauffälligkeiten zeigt, haben sie für ihn auch nicht dieselbe Bedeutung wie für mich.«

Er nickt. Heimlich schaue ich auf meine Armbanduhr, die Zeit ist gleich um, doch ich will noch etwas loswerden: »Gestern Abend hat Tim gesagt, dass er traurig ist, er hat das erste Mal geweint, ich konnte es kaum ertragen und habe selbst geweint. Ich glaube, ich habe seinen Tränen den Platz weggenommen.« Meine Unterlippe brennt vom Daraufkauen: »Ich habe versagt!«

Er schüttelt den Kopf: »Sie bereiten den Raum für Tims Trauer in sich vor. Hierfür müssen erst einmal Sie Ihre eigenen Anteile verarbeiten. Diese Zeit muss auch Ihr Kind Ihnen lassen. Andersherum gilt das ja genauso.«

»Und wenn ich ewig brauche? Wenn es nie aufhört?«

»Wenn dem so wäre, würden Sie für Tim jemanden suchen müssen, der Platz für seine Trauer hat. Wenn Ihre Tränen geweint sind, wird sich der Platz für ihn in Ihnen von selbst finden.«

Er blickt auf die Uhr, die Stunde ist um. Bestimmt passt einer der Schlüssel im Kasten in das Schloss.

Langsam schließe ich mein Fahrrad auf, mir brummt der Kopf. Die Luft ist mild, das tut mir gut. Ein Pärchen kommt mir entgegen. Das Leben könnte doch einfach einfach sein. Ich trete aus der Seitenstraße hinaus und reihe mich in den Strom der Menschen ein.

Als ich auf unsere Straße einbiege, sehe ich Marvin an meiner Haustür stehen und freue mich. Er lacht, als ich neben ihm bremse.

»Heute in der Fachhochschule haben wir wieder über Ulli gesprochen. Sein Suizid beschäftigt einige von uns immer wieder, alle suchen nach Erklärungen, nach Gründen.« Er räuspert sich:

»Sie haben mich nach der Diagnose gefragt.« Ich schließe die Tür auf, schweigend gehen wir hinauf.

Ullis Diagnose ... die Enttäuschung und die Wut sind sofort präsent, obwohl es bestimmt schon ein dreiviertel Jahr her ist, dass ich Ulli während seines Klinikaufenthalts nach der Diagnose gefragt habe. Dieser Klinikaufenthalt ... Ulli meldete sich nicht, ich saß mit den Kindern in Frankreich, sicher, ich hatte ihn gezwungen, zu gehen, aber dennoch, ich wollte wissen, was dort geschah, was mit ihm passierte, ob es Hoffnung gab. Nichts, er rief nicht an, ich bekam an der Pforte keine Auskunft. Ende der zweiten Woche hielt ich die Unwissenheit nicht mehr aus und rief meinen Hausarzt an. Drei Wochen Kontaktsperre für jeden, der neu ist. Irgendwie beruhigte mich das, die dritte Woche verging zügig, doch nicht Ulli meldete sich als Erster, sondern sein Arzt, er fragte, ob ich bereit sei, an Paarsitzungen mit Ulli in der Klinik teilzunehmen. Ich wollte, steckte darin doch Hoffnung. In derselben Woche betrat ich die Klinik und begegnete Ulli das erste Mal wieder. Fremd waren wir uns, fremd und unsicher. Wir berührten uns nicht, keiner wagte diesen Schritt.

Der Arzt kam hinzu und stellte mir eine Ärztin vor, die ebenfalls an den Sitzungen teilnehmen würde. Ich kann mich kaum noch an das erste Mal erinnern, ich war so damit beschäftigt, alles zu begreifen, Ulli, die Ärzte, irgendwie ging es an mir vorbei. Als ich hinausging, war ich verwirrt, ohne es mir erklären zu können.

In den nächsten Treffen ging es um die Beziehung, was man sich wünschte, womit man Schwierigkeiten hatte, bei allem stand Ulli im Zentrum, er blieb für mich verändert, zurückgezogener, unsicherer. Als ich fragte, was er denn für eine Krankheit habe, herrschte Schweigen. War dies die falsche Frage? Zuerst suchte ich Blickkontakt zur Ärztin, doch sie reagierte nicht. Ulli sah auf den Boden, sein Therapeut sah ihn an. Langsam hob Ulli den Kopf, er und sein Therapeut nickten sich unmerklich zu, wie in Zeitlupe begriff ich: Sie haben sich vorbereitet, sie sind jedes Mal vorbereitet, sie sind ein Team – und ich kam immer ahnungslos hier an. Der Therapeut räusperte sich und sagte: »Ihr Mann möchte nicht, dass Sie die Diagnose erfahren.« Der Satz traf mich wie ein Schlag. Mir wurde der Eintritt verwehrt! Ich konnte dem Gespräch nicht mehr folgen, betrachtete Ulli von der Seite, fühlte mich unwürdig und irgendwie schuldig. Auf der Rückfahrt ins Elsass schrie ich gegen den dröhnenden Motor, Wut und Zorn nährten meinen Trotz: »Okay, wenn du nicht willst, dass ich weiß, was du für eine Krankheit hast, dann verhalte ich mich dir gegenüber so, als wärst du und dein Handeln normal, in aller Konsequenz.«

Marvin streckt mir eine seiner selbstgedrehten Zigaretten hin, wir treten auf den Balkon. »Ich habe dich doch damals angerufen,

als er mir die Diagnose verweigerte. Weißt du das nicht mehr?«
Er nickt und inhaliert, langsam entweicht der Rauch aus seiner Lunge: »Doch, ich dachte, du hättest jetzt, ich meine, nachdem er tot ist …«
»Nein, heute nutzt sie mir auch nichts mehr. Hätte ich sie damals erfahren, wäre sie vielleicht die Tür zum Verständnis zwischen Ulli und mir gewesen. Vielleicht wäre es mir dann gelungen, anders zu reagieren. Ich weiß es nicht.«
Schweigend schauen wir in den Hinterhof.
»Willst du sie denn gar nicht wissen? Ich meine, auch wegen der Kinder?«
Ich massiere meine Stirn. »Ich, ich will dir nicht zu nahe treten …«
Langsam schüttle ich den Kopf: »Als ich nach Ullis Suizid das erste Mal bei meinem Therapeuten war, war meine größte Angst, dass Tim wie sein Vater, wie sein Großvater, sich als Nächster das Leben nehmen wird … ob das vererbt wird, habe ich gefragt, ob ich nichts dagegenhalten kann, ob das nun immer so sein muss? ›Nicht der Suizid wird vererbt, sondern das System, in dem er als Lösung gedeiht, wird weitergegeben.‹ So lautete seine Antwort. Und Marvin, da hinein lege ich meine ganze Kraft, dafür werde ich anschauen, wer ich bin, warum ich ihn gewählt habe. Mein erster Schritt: Suizid ist kein Tabu …«
Marvin lächelt mich an: »Das finde ich auch gut, dein Reden darüber.« Trotz oder gerade weil wir uns so lange kennen und mal mehr, mal weniger begleiten, spüre ich die Röte in meinem Gesicht. Er lacht und drückt seine Zigarette aus. »Ich verstehe dich, aber auch meine Studienkollegen, die hofften, durch die Diagnose ein Erklärung zu erhalten.« Er lächelt, nimmt mich in den Arm: »Ich muss los.«

Eine Erklärung, etwas, an das man sich halten kann, etwas, das einen aus der Verantwortung entlässt? Oder wirklich einfach nur erklärt? Ich weiß es nicht. Ich habe keinen Drang, sein Krankheitsbild zu wissen, denn es hat heute keine Einwirkung auf mein Leben mehr. Kräftig strample ich in die Pedale, um Hannah bei Jutta abzuholen.

»Mama, wach auf!« Müde wälze ich mich auf Tims Seite, die Schicht gestern war länger als gedacht, ich bin zufrieden, das zusätzliche Geld gibt mir Sicherheit, auch wenn es nur ein Tropfen auf den heißen Stein ist. »Wie war es gestern mit Anne?«, frage ich und kann das Gähnen nicht unterdrücken. »Guuuut, sie hat drei Schlaflieder gesungen!« Er lacht und kitzelt meinen Fuß. »Neiiin, Tim, lass das.« »Mama, hast du Geld verdient?« Ich nicke und versuche, meinen Fuß unter der Decke vor seinen flinken Kitzelhänden zu verstecken. »Juhu«, schreit er, »dann können wir doch heute auf den Rummel gehen!« Frech leuchten seine Augen. »Tim!« »Bitte, Mama, bitte!« Schnell, bevor ich etwas sagen kann, setzt er hinzu: »Wir können doch Jutta und Ruben fragen, ob wir zusammen gehen!«

»Ja, könnten wir!« Will ich aber nicht, denke ich. »Wenn, dann würde ich lieber nur mit euch beiden alleine gehen«, setze ich unüberlegt hinterher.

»Ja, Mama, das ist schön!«, ruft Tim und hüpft vom Bett. »Du Lümmel, du!« Sein Gesicht leuchtet vor Freude. »Wir gehen, wir gehen!«, ruft er laut und hüpft auf und ab. »Na warte, du Dreikäsehoch!« Er flüchtet ins Esszimmer, doch ich bin jetzt wach, lachend rennt er um den Tisch herum, Hannah kreischt vor Vergnügen. Die Jagd endet im Schlafzimmer auf dem Bett, dort liegen wir in den Kissen, auch Hannah hat aufgeholt und schmeißt sich siegessicher auf mich drauf. »Wir gehen, Mama, oder?«

»Ja«, sage ich mit fester, sicherer Stimme, »wir drei gehen, aber ich darf auch heulen, wenn ich muss, versprochen?«

Tim nickt.

»Sollen wir ein Spiel spielen?«, frage ich. »Was für eins?«

»Mir ist gerade was eingefallen, warte, wie könnte ich es nennen? Hm, weiß nicht! Aber es geht so: Stell dir vor, wir leben in einer Welt aus lauter Süßigkeiten. Also, ich gehe jetzt ins Süßigkeitenwohnzimmer und die Tür besteht aus Mohrenköpfen, ich kann mich durchfressen, lecker, schmatz, schmatz. Ach! Schau hin!«

Auf allen Vieren krabble ich durch den Raum: »Da, das Loch, es schließt sich ja von selbst! Schau nur, ein Wasserhahn aus Marzipan, was da wohl rausläuft?«

»Ich, ich bin dran!«, schreit Tim: »Es kommt Cola raus und Fanta.« Er schmeißt sich auf den Rücken, reibt seinen Bauch, jeder kann seine Fanta, seine Cola sehen. »Lecker!« Hannah lacht und klopft sich auf die Schenkel. Durch Marshmallows und Smarties, über Fanta zur Kinderschokolade waten wir durch süßen Überfluss.

»Mama, aber Riesenrad fahren wir auf jeden Fall!«

»Ja, wir fahren auch mit dem Riesenrad und essen Popcorn, wie immer.«

Nach einem ausgiebigen Mittagsschlaf machen wir uns auf den Weg. Hannah ist aufgeregt, sie zappelt im Tuch, als wir den Rummel erreichen. »Tim, du musst in meiner Nähe bleiben, sonst verliere ich dich! Hast du gehört?« »Ja, Mama.« Vor Aufregung zuckt sein Auge.

Erdnussgeruch streift unsere Nasen und laut schallt die Musik aus allen Ecken. »Mama! Ein Karussell, darf ich fahren?«
»Klar!« Schlange stehen, Ticket kaufen, steht er noch hinter mir? Ja, und seine Augen strahlen. Es fällt Tim schwer, sich für ein Gefährt zu entscheiden. Nach dreimaligem Wechsel sitzt er endlich auf einem Motorrad und Hannah und ich schaffen im letzten Moment den Absprung von der Karussellplattform. Es dreht sich und wie bei einer Laola-Welle gehen die Arme der umstehenden Eltern zum Winken nach oben. Tim ist ganz auf das Lenken seines Motorrads konzentriert, nur ein flüchtiges Lächeln seine Antwort auf unser Winken. »Mama, das war schön, ganz, ganz schön und hast du gesehen, wie schnell ich in die Kurve gefahren bin?« »Ja, mein Schatz, du bist super gefahren!«
Je länger wir uns im Getümmel bewegen, desto mehr entspanne ich mich und genieße. »Mama, schau, die Ballons! Das letzte Mal hatte ich eine Mickey Maus. Ich will wieder einen haben. Einen Delfin! Schau!« Tränen steigen mir in die Augen. Ich sehe Ulli vor mir, mit Tim an der Hand, beide schauen nach oben, bewundern den Luftballon. »Muss nicht sein, Mama!«, sagt Tim leise.
Er nimmt meine Hand, kleine Finger, die mich drücken! »Mama, komm! Lass uns Riesenrad fahren!« »Ja.«
Wir ergattern eine Gondel für uns allein. Gierig fallen die Kinder, während das Rad sich dreht, über das Popcorn her.
Sacht weht der Wind in unsere Gesichter. Was für eine Aussicht! Wir, hoch über den Häusern der Stadt, in der Ferne der Kaiserstuhl. Der höchste Punkt ist überschritten, die Gondel fährt hinab. Plötzlich ist Ulli da, er hat Hannah auf dem Schoß, traurig schaut er mich an. Du bist selbst schuld, denke ich. Schon dreht sich das Rad wieder nach oben.

»Mama, findest du es auch schön?«
»Ja, es ist sehr schön.« Wieder geht es hinab. Tim lacht. Es war meine Idee, denke ich, ich habe das Riesenrad zu unserem Ritual gemacht! Ich lasse mir das nicht nehmen. Tim dreht die Gondel um die eigene Achse. Hannah lacht und klatscht in ihre Hände. »Gibt's noch Popcorn?«, schnell greift Tim hinein, lacht und stopft sich den Mund voll. Oben bleibt die Gondel stehen: »Seht ihr, dort hinten, dort wohnen wir!« Während beide in die gezeigte Richtung schauen, greife ich in die Popcorntüte. Tim lacht laut, als er das Ablenkungsmanöver durchschaut. Mit verklebten Mündern drehen wir die letzte Runde.
Zuckerwatte, Erdnüsse, Staunen, Musik und fliegende Zeit, die uns durch die Gassen trägt!

»Mama! Bitte, bitte! Schau, die Pferde! Das noch! Dann wirklich, wirklich nichts mehr! Versprochen!«
»Schaffst du das denn alleine?«
Ernst schaut Tim zu mir herauf. »Ich kann nicht neben dir hergehen wie Ulli das letzte Mal. Ich muss mit Hannah draußen bleiben.«
»Ja, Mama, ich weiß!« Uns an den Händen haltend ergattern wir vorn am Absperrgitter einen Platz. Wie soll ich ihn nur auf das Pferd bekommen? Hannah kann unmöglich im Tragetuch sitzen bleiben, während ich ihn hochwuchte. Die Musik verstummt und, welch ein Glück, ein Pferd hält direkt vor unserer Nase. Hektisch nehme ich Hannah aus dem Tuch und schaue sie an: »Tim will auf das Pferd, du musst kurz auf dem Boden sitzen bleiben.« Von hinten wird gedrückt. Ich setze Hannah zwischen meine Beine, der Schweiß tritt mir auf die Stirn. »Auf, Tim, schnell!« Gerade als ich ihn hochhebe, kommen aus der

zweiten Reihe zwei starke Papa-Arme und setzen, schwups, ein Kind auf unser Pferd! Enttäuscht schaut Tim mich an. »Sorry, Tim, bei der nächsten Runde schaffen wir es bestimmt!« Ich befreie Hannah aus ihrem Kellerplatz. »Hast du super gemacht, mein Schatz.« Erneut verstummt die Musik, doch wir sind jetzt routinierter: Hannah runter, Tim auf meinen Arm, das Pferd hält direkt vor uns und hopp! Fast fällt er auf der anderen Seite hinunter, erschreckt hält Tim sich fest. Hannah zurück auf meinen Arm. »Alles klar, Tim?« Unsicher richtet er sich auf, sein Auge zuckt. Schon knallt die Peitsche, die Tiere setzen sich in Bewegung! Tim entspannt sich zusehends. Mit stolzem Blick sitzt er lächelnd auf dem Pferd. Ein Papa läuft neben seinem Sohn, seine Hand ruht auf dessen Oberschenkel. Der Trauerneidstachel droht in meinem Inneren meinen warmen Stolz zu vertreiben. Nein! Tim winkt, die Peitsche knallt, gleich ist die Runde zu Ende.

Am Ausgang werden wieder Gasluftballons angeboten. Mittendrin ein Delfin. Tim schaut hin, sagt jedoch kein Wort. Ich drücke seine Hand und bleibe stehen: »Einen Delfin, bitte!« Bis auf die letzte Münze ist der Geldbeutel nun leer. In der Straßenbahn sitzen Tim und ich nebeneinander, über unseren Köpfen schwebt der Delfin.

»Hab dich lieb, Mama!«

»Ich dich auch!«

Der Tag hat sich davongemacht, ich fühle mich leise glücklich und irgendwie mutig – ohne zu überlegen, rufe ich Jutta an: »Ich fahre mit!«

»Bitte?«

»Na, ich fahre mit in den Urlaub.«

»Juhuu! Super, gut, dass du dich dafür entschieden hast. Wie war es auf dem Rummel?«

»Traurigschön!«

Kaum habe ich aufgelegt, klingelt das Telefon, lachend nehme ich ab: »Na, noch was vergessen?«

»Ich bin's«

»Ach, Mutter! Ich dachte, es wäre Jutta, mit ihr habe ich gerade telefoniert!«

»Du warst auf dem Rummel, habe ich gehört.« An ihrer Stimme höre ich ihr Missfallen. Trotz meldet sich: »Ja! Ich war heute mit den Kindern auf dem Rummel, es war schön und hat uns sehr gutgetan.«

»Ach so, na dann. Aber ich wurde deshalb angesprochen, dir ginge es ja schon so gut, obwohl er erst im April gestorben ist.« In mir ringen das schlechte Gewissen und die Aussicht auf die Rheinebene vom Riesenrad: »Ja, es ging uns gut, heute. Ich hoffe, du freust dich für mich.« Sie räuspert sich, jetzt oder nie, denke ich und füge hinzu: »Ich werde mit Jutta eine Woche an die Ardèche fahren. Urlaub machen.«

»Mhm«, sagt sie, wartet einen Moment, der mich irritiert, dann jedoch kommt: »Das Trauerjahr gibt es für dich wohl nicht.« Messerspitz treffen ihre Worte meine Schuldgefühle. Der Trotz wird mürbe, zerfällt, Tränen steigen auf. Ich zähle bis 30, länger halte ich das Schweigen nicht aus: »Also, ich fahre nur, wenn ich genügend Geld habe.«

»Mhm.«

Feiertag: Die Gefühlsachterbahn, die ich immer und immer wieder erleben muss, droht mich heute zu erschlagen. Freya hat angerufen, doch ich kann heute nicht in den Stall, ich kann heute keine Pferde sehen, dann wird das Elend noch größer. Ich sehne mich nach Stille, nach Zeit für mich. Nur mit Mühe gelingt es mir, Frühstücksbrote zu schmieren, Tims wachsame Augen verfolgen mich, am liebsten würde ich ihm verbieten, mich so anzustarren. »Er will eine Erklärung«, höre ich meinen Therapeuten sagen, hm, ich kann auch nicht immer ... ich bleibe am Frühstückstisch sitzen, Tim auch. »Mama«, ganz weich seine Stimme, ganz zart, sie öffnet mein Herz: »Ich bin dir unheimlich oder?« Tränen schießen in seine Augen. »Das tut mir leid, heute bin ich so schlapp, so müde und so traurig, ich muss jetzt da durch, damit es irgendwann vorbei ist.« Mit großen Augen schaut er mich an. »Ich hab dich lieb, mein Kleiner, und ich kann dir auch versprechen, dass das nicht so bleibt. Ich habe doch auch viele gute Tage, oder?« Er lächelt und nickt. »Siehst du, und ich muss jetzt durch diesen schlechten.« Wieder nickt er, da klingelt das Telefon, er springt vom Stuhl und rennt an den Apparat. »Mama, Mama, die Oma will mit uns einen Ausflug in den Schwarzwald machen, bitte, bitte, ich will mit!«

Er gibt mir den Hörer: »Wilfried und ich wollten eine kleine Wanderung im Schwarzwald machen, danach könnten wir dort noch mit den Kindern etwas unternehmen und mit ihnen Mittag essen. Das wäre für dich doch gut, oder?« Ich kann kaum antworten. »Ich hab's mir fast gedacht, dass du mal Zeit für dich brauchst«, setzt sie leise hinterher: »Komm, bring uns die Kinder und wir bringen sie dir abends wieder. Ach, Kind, ich würde dir so gerne mehr helfen.« Ich nicke, lege auf und kämpfe gegen die

Wucht der aufsteigenden Sehnsucht. »Mama!« Tim greift nach meiner Hand: »Willst du auch mit dorthin?«

»Nein, mein Schatz, ich freu mich einfach, dass Oma angerufen hat und etwas mit euch unternimmt. So bekommt jeder von uns, was er gerade braucht.« Er lässt mich los und schaut mich an. Dann huscht ein Lächeln über sein Gesicht: »Und heute Abend liest du uns was vor?«

»Versprochen, großes Ehrenwort!« Er verschwindet mit Hannah im Kinderzimmer, ich höre, wie er ihr erklärt, dass es heute gut ist, wenn sie mit Oma Spaß haben und Mama ihnen heute Abend wieder vorliest.

Die Aussicht auf Zeit für mich allein hilft, in Gang zu kommen, mit der Mülltüte in der Hand betrete ich den Hinterhof. Unverändert Ullis Rennrad, wann bist du das letzte Mal damit gefahren? Ich kann mich nicht erinnern. Dir hat es so gefallen, dieses Rad, schnell wolltest du sein, weit damit kommen, kaum noch das Auto benutzen. Ich höre die Balkontür: »Mama, wie lange dauert das noch?«, ruft Tim. Mein Handabdruck auf dem staubigen Sattel. Jemand, der Spaß an dir hat, soll dich bekommen. »Komme!«

Langsam tuckern wir einige Zeit später die Serpentinen des Schauinsland hinauf, im Rückspiegel freudig erregte Kindergesichter: »Mama, ist es noch weit?«

»Ich weiß nicht genau, wie lange wir noch brauchen, unser Bus muss sich ganz schön anstrengen, um hier hochzukommen.« Tim lacht: »Der ist halt alt.«

Rechts und links hohe Tannen, sie verdecken die Sicht. Hinter uns hat sich eine Schlange gebildet. Ich fahre in die Haltebucht, dankend rauschen die Wagen an mir vorbei, ich schaue ihnen nach. »Mama, warum fährst du nicht weiter?« »Gleich, ich hab nur die hinter uns vorgelassen.« Endlich die Abzweigung: »Jetzt ist es nicht mehr weit.« Hannah klatscht in ihre Hände. Ein Abschnitt ohne Bäume schenkt uns für einen Moment einen Blick in die Ferne. Kaum Steigung, endlich mehr Tempo. Die kleine Gaststätte taucht auf. »Da! Die Oma!«, schreit Tim und winkt.

Sacht berührt Mutter meine Hand. Ich kann nicht reden, kämpfe gegen die Tränen, kurz darauf fahre ich die Strecke wieder zurück. Am Aussichtsplatz halte ich kurz entschlossen an.

So klar die Sicht! Die Vogesen fast zum Greifen nah und dort, dort verschwindet die Ebene in der Unendlichkeit. Verschiedenste Grüntöne schimmern im Sonnenlicht, vereinzelte Häuser an den Hängen. Leben! Wird mein Leben jemals wieder weit und unendlich wirken? Neben mir stoppt ein Wagen, ein junges Paar steigt aus. Lächelnd nimmt er ihre Hand und zeigt mit der anderen in die Ferne. Lachend folgt ihr Blick einem für mich unbekannten Ziel. Tränen schießen mir in die Augen. Der Rückwärtsgang kracht, im Rückspiegel sehe ich zwei erstaunte Gesichter, mit Vollgas presche ich davon.

Abwärts geht es schneller. Keine Schlange hinter mir. Ich schieße an der Seilbahnstation vorbei ins Tal, meine Hände zittern, das Dorf Günterstal zwingt mich, langsamer zu fahren.

Daheim empfängt mich Stille, mit ihr lege ich mich ins Bett. So sehr habe ich mich danach gesehnt, jetzt kann ich sie nicht ertragen. Unruhig wälze ich mich hin und her, alles zu eng: mein Bett, mein Zimmer, ich. Ich springe auf, reiße das Fenster zur Straße auf, ein lautes Hupen schlägt mir ins Gesicht. Alles eng? Dann schaff dir Platz! In der Küche trete ich vor den Alibert-Spiegelschrank, der über der Spüle hängt. Ullis Zahnbürste sowie seine verschiedenen Wasch- und Sprühutensilien, alles steht noch an seinem Platz. Zwei

Haufen entstehen auf dem kleinen Küchentisch: seiner und unserer. Dann ist der Schrank leer, das Schrubben tut gut, der Alibert erstrahlt in neuem Glanz. Wer hätte das gedacht, dass er solch ein Fassungsvermögen hat, alle unsere Sachen sind drin, selbst die große Dose Nivea-Creme, summend probiere ich unterschiedliche Stellmöglichkeiten aus. Mein Kajalstift, lange unbenutzt, fühlt sich gut an auf meinem Lid. Zufrieden lächelt mich mein Spiegelbild an. Diese Haare! Ich muss unbedingt zum Friseur. Ein Ende dem Wischmopp, denke ich und muss lachen. Die Haarspange, die jetzt auch im Spiegelschrank Platz gefunden hat, hilft mir, den Mopp zu bändigen. Mein Parfüm hüllt mich ein. Wenn schon, denn schon! Jetzt einen Kaffee! Ullis Haufen liegt noch da, ohne nachzudenken, stopfe ich alles in eine Mülltüte. Mit ihr in der Hand trete ich in den Hinterhof. Laut klirrend schlägt sie auf dem Tonnenboden auf. Ullis Fahrrad. Einen Moment bleibe ich unsicher stehen, doch dann verstaue ich es im Hausgemeinschaftsraum. In meiner Wohnung duftet es nach Kaffee, zufrieden setze ich mich auf den Balkon. Auf dem Fenstersims liegt ein Gedichtband mit Texten zur Trauer. Ich habe ihn von einer Bekannten mit der Post bekommen. Trübe, schwere Bilder, ich überfliege einzelne Zeilen der Gedichte. Nichts springt mich an. Im Zuklappen erhasche ich einen Satz: »Wollen wir von Vögeln lernen?« Schnell schlage ich das kleine Buch wieder auf. Was kann ich von unseren Hinterhofspatzen lernen? Da! Es sind die letzten Zeilen eines längeren Textes:

Wollen wir von Vögeln lernen?
Sie singen auch dann,
wenn die Äste, auf denen sie sitzen,
brechen ... weil sie wissen,
dass sie Flügel haben.

Ich schließe die Augen. Das ist es. Das ist, was ich für mich will! Tränen schießen mir in die Augen. Ich will spüren, dass ich Flügel habe. Langsam zieht sich die Sonne aus den Hinterhöfen zurück. Ich bleibe sitzen, genieße die Stille und lese immer wieder »Wollen wir von Vögeln lernen ...«

Plötzlich läutet es Sturm. Ich springe auf, renne zur Tür: »Mama! Mama! Mama!«, schallt es durchs Treppenhaus. In großen Sätzen springe ich ihnen entgegen.

Mutter ist blass, der Tag war anstrengend für sie, doch ihre Augen lächeln, als sie mich sieht. Wilfried, ihr Freund, wartet im Auto. »Danke, danke für die Zeit, die du mir heute geschenkt hast.« Sie lächelt. »Gerne.«

Mit den Kindern an der Hand und im Arm gehe ich hinauf, glücklich, dass sie da sind, und hoffe, dass wir auch später, wenn sie groß sind, viele solcher liebevollen Begegnungen haben werden.

Einmal den Frisör im Kopf muss es auch schnell gehen. Mutter hat von ihrer Friseurin geschwärmt, ich soll doch kommen und sie passt so lange auf die Kinder auf. Jahre war ich schon nicht mehr im Ort meiner Kindheit beim Friseur. Der Bus kämpft sich die steile Bergstraße hinauf. Freudig werde ich von der Friseurin begrüßt und verpasse wieder einmal den Moment, in dem ich hätte fragen können, woher wir uns kennen. Sie kennt mich und Tratsch und Klatsch begleiten meine Haarwäsche. Als ich auf dem Frisierstuhl sitze, erzählt sie mir, dass meine Mutter letzte Woche auch hier gewesen sei. Ihre Stimme wird leiser und eindringlicher. Vertraut legt sie mir den Arm auf die Schulter: »Ist ja schon schlimm, was deiner Mutter passiert ist!«

Passiert, denke ich, meiner Mutter? Sie hat gar nichts erzählt! Unsicher lächle ich in den Spiegel.
»Ja, ich mein, sie hat doch so schon mit ihrer schweren Krankheit zu kämpfen und nun das! Der armen Frau bleibt auch nichts erspart!«
In meinem Kopf nur Fragezeichen: »Bitte?«
»Ja, das mit ihrem Freund!«
Was? Wie? Mit Wilfried? Ich verstehe nur Bahnhof! »Mit ihrem Freund?«, frage ich vorsichtig. »Ha ja!«, sagt sie und klopft mir dabei auf die Schulter, »dass der sich umgebracht hat, ist ja schon schlimm für deine arme Mutter.«
Im Spiegel nickt sie mir zu und kämmt energisch meine Haare: »Ich mein, sie hat doch wahrlich schon viel mitgemacht, ganz zu schweigen von ihrer Krankheit.« Kumpelhaft, mitleidig lächelt sie mich an. Meine arme Mutter, denke ich ironisch und kann mir durchaus vorstellen, wie sie es erzählt hat. Sicher hat sie nicht gesagt, dass ihr Freund sich umgebracht hat, nein. Aber ihr Leiden lässt meine Geschichte in ihren Gesten verschwimmen.
»Es war mein Mann, der sich erhängt hat!«, kläre ich sie auf, ohne den Blick vom Spiegel zu wenden. Ihre Gesichtsfarbe wechselt von blass in einen dunklen Rotton. »Hinten bitte nicht zu stark kürzen!«, meine ich, als sie verlegen nach der Schere greift. Schweigend erhalte ich meinen neuen Haarschnitt.
Sprachlosigkeit macht sich auf dem Weg hinab ins Dorf in mir breit. Vor Mutters Tür bleibe ich einen Moment stehen, dann läute ich, Tim öffnet. Das ganze Wohnzimmer haben sie in einen Kaufladen verwandelt, meine Mutter sitzt auf dem Boden, einen Geldbeutel in der Hand und einen großen eleganten Hut aus ihrem Verkleidungsfundus auf dem Kopf. »Nicht schlecht, der

Schnitt, ich sagte ja, dass sie eine gute Friseurin ist. Eigentlich müsstest du sie von früher kennen. Sie ist die Schwester von ...«

Ich winke ab, Hannah krabbelt auf mich zu. »Na, wie war es bei der Oma?« Sie lacht und zeigt auf ihre aus Büchern improvisierte Einkaufstheke auf dem Boden. Hannah ist die krabbelnde Verkäuferin und ihre Augen leuchten, während sie mir die zu verkaufenden Gegenstände, wie Ketten, Blechdosen, zeigt.

»Möchtest du einen Kaffee?« Automatisch nicke ich und verdränge mein Fluchtgefühl. Zerbrechlich sieht Mutter aus, als sie mühsam vom Boden aufsteht, der Krebs hinterlässt seine Spuren. »Ich mach schon«, sage ich und gehe in die zum Wohnzimmer offene Küche.

»Nächste Woche geht es mit der neuen Chemotherapie los.« Die Stimme der Friseurin hallt mir im Ohr. »Was hast du denn?«

»Nichts«, antworte ich ausweichend.

»Du hast doch was«, sagt sie. »Ich kenn dich doch.«

Ich erzähle ihr die Friseurinnengeschichte.

»Unglaublich, die hat ja eine Fantasie, das kommt nur davon, weil sie nicht richtig zuhört, wieso soll ich denn erzählen, dass Wilfried sich umbringt, also ... wie die auf so was kommt!« Sie schüttelt den Kopf. Erstaunt begreife ich, dass sie gar nicht auf die Idee kommt, daran beteiligt zu sein. Sie hat nicht die Bereitschaft, in den Spiegel zu schauen, das muss ich akzeptieren. Ich seufze, sie lächelt mich an, greift nach meiner Hand: »Ach, Kind, du hast es nicht leicht, aber sei froh, dass du gesund bist.«

Unser Schweigen füllt den Raum.

»Mama, ich will Bilder anschauen.«

»Bilder, was für Bilder?«

»Bilder, auf denen Ulli drauf ist.«

Nein, bitte nicht, noch nicht jetzt, schießt es mir durch den Kopf. »Tim, das geht nicht, ich kann keine Bilder mit dir anschauen, ich, ich ...« Er greift nach meiner schlaffen Hand: »Ich kann das doch alleine.« Heftig pochen meine Schläfen – nein, unmöglich, ich kann ihn doch nicht allein in die Bilder-Vergangenheit lassen.
»Mama, ich kann alleiiine!«, schreit er.
Nein, ich muss ihn doch halten, wenigstens seine Hand.
»Mama, ich will!« Er stampft auf den Boden.
Verstaubt stehen die Alben im schwarzen Schlafzimmerschrank. Schwer lasten die drei Bände in meinen Armen. »Nein! Nicht auf den Tisch, hier aufs Sofa!«, er schlägt mit der offenen Hand neben sich auf die Sitzfläche. Als ich gehen will, ruft er mir hinterher:

»Mach die Tür zu, Mama!« Ich drehe mich um, ernst schaut er zu mir auf. »Geh zu ihm!«, schreit es in mir – ich kann nicht. Die Tür fällt ins Schloss. Kraftlos drehe ich davor kleine Kreise, bleibe stehen, lausche – atemlos. Weint er? »Komm raus!«, flüstere ich stimmlos. Rabenmutter ... Rabenmutter ... ich gleite am Türrahmen hinab, ich warte, höre nichts, Rabenmutter.
Plötzlich springt die Tür auf. »Mama, was machst du denn da?«, fragt er und lacht. Dich retten wollen, denke ich und rappele mich auf. »Mama, wir haben so tolle Bilder, das ist so schön. Warum kannst du keine Bilder anschauen?«
Tränen schießen mir in die Augen: »Ich, ich weiß nicht.«
Er greift nach meiner Hand: »Darf ich Ruben anrufen?«
»Klar.«
Langsam trete ich ins Wohnzimmer, da liegen sie, die Alben. Ich greife danach, eins ums andere ... ich fürchte mich vor ihnen, schnell stelle ich sie in den Schrank zurück.

Mit Hannah liege ich an diesem Mittag auf dem Boden und baue Türme aus Holzklötzen, die sie mit einer nicht enden wollenden Begeisterung ineinanderstürzen lässt. Hellrosa schimmert ihre von der Neurodermitis heilende Haut. Die Globuli, die sie nach Ullis Tod bekommen hat, helfen. Hannah hat den Druck und Stress, den es in unserer Familie gab, über die Haut geäußert, so hat der Homöopath gesprochen. Ich war irritiert, fast hätte ich Ulli in Schutz genommen, doch ich habe geschwiegen und mir seine Sichtweise angehört. Der Druck ist fort, der Stress auch. Verzeih, Ulli, dass ich ... aber es ist offensichtlich: Du hast ihr nicht gutgetan.

Der Turm kracht in sich zusammen. Hannah klatscht, strahlt und lacht mir mitten ins Gesicht. Erneut lege ich die Steine aufeinander: »Bleibt ja stehen!« Gurrend holt sie aus und verhilft dem Turm zum Fall. Wasserblaue Augen, dicht vor meinem Gesicht. Ich drehe mich auf den Rücken, halte sie am Bauch hoch über mich. Sie kichert, breitet die Arme aus, ihre Antriebsgeräusche berieseln mein Gesicht.

»Tim! Was machst du?«

»Buch anschauen.« Etwas in seiner Stimme lässt mich stutzen. »Komm doch her, ich lese dir vor, wenn du willst.« Er setzt sich neben mich auf den Boden, seine Lippen zwei schmale Striche. »Was ist?« Er schüttelt den Kopf und deutet auf das Buch vom kleinen frechen Schaf. Er rückt näher. »Darf ich?«, frage ich. Er nickt, ich lege meinen Arm um ihn. Hannah zeigt auf das Schaf: »Mähh.«

Tim reagiert nicht auf die Geschichte, er liegt in meinem Arm. Als ich fertig bin, schlage ich das Buch zu. Stille. Ich kann sie kaum ertragen, zwinge mich, wenigstens bis zehn zu zählen, länger kann ich es nicht aushalten: »Bist du traurig?« Seine Lippen verschwinden, ich höre sein Atmen. Er presst seinen Brustkorb zusammen: »Er wollte ja tot sein!«, sagt er und spring auf. »Schau, Mama, schau, was ich kann!« Tollkühn macht er einen Purzelbaum quer durchs Kinderzimmer. Mein Impuls, den Purzelbaum zu ignorieren und Tim herzuholen, ihn zu halten und alle Worte und Bilder herauszulocken, ist nur mit großer Anstrengung zu unterdrücken. Strahlend steht er vor mir. »Und?«, fragt er. Ich kann nur lächeln. »Soll ich noch mal?« Ich nicke, gewinne Zeit, der Purzelbaum ist wunderbar, ich klatsche, er lacht, fällt mir um den Hals.

Der Dienstagabend ist lau, die Gäste sitzen draußen. Massimo, der Koch, kommt verschwitzt aus der Küche, Jutta stellt ihm ein großes Wasser hin. »Ihr fahrt übermorgen in Urlaub?« Ich zucke zusammen, bejahe unsicher. Nicht noch einer, der irgendeinen Kommentar dazu abgibt. »Das find ich super, oh, wenn ich könnte, würde ich mitkommen.« Jutta lacht. »Das wäre nicht schlecht, wir könnten einen Babysitter gebrauchen!« »Mamma mia, nein!« Er lacht, greift sein Glas: »Wie immer?«, fragt er mich. Ich nicke, er zwinkert mir zu, gleich bekomme ich den besten überbackenen Schafskäse weit und breit.
Gegen halb eins sind wir mit allem fertig, die Stühle stehen oben, da kommt Massimo und sagt: »Auf, heute kommt ihr beide mit!« Er stellt sich ins Lokal, schnipst mit den Fingern und dreht sich im Kreis. Wir lachen mit. »Komm, Lisa, immer drückst du dich, heute bist du dran.«
Sie haken mich ein, in mir die Stimme, die es verbietet, doch ich wehre mich nicht, lasse mich einfach mittreiben. In der Disco laute Musik, schweißige Körper. Ich quetsche mich zwischen

den Herumstehenden hindurch. »Entspann dich!«, schreit Jutta mir ins Ohr, lässt meine Hand los und verschwindet auf der Tanzfläche. Verloren weiche ich an den Rand, stütze mich an der Wand. Jutta tanzt, flirtet, sie ertappt mich beim Beobachten und lacht mich aus. Rot werde ich und wage keinen Blick mehr. Der Boden ist schmutzig, rhythmisch wippen die Füße meines Nachbarn. Wer will denn eine, deren Mann sich erhängt hat, denke ich und fühle, wie die Leere mich ergreift. Die ersten Takte des nächsten Liedes erkenne ich unter allen Liedern heraus, der Bass strömt in mich hinein, ich schließe die Augen und gebe mich Ullis Lied hin.

Viele Lieder später verlasse ich schweißnass und glücklich die Tanzfläche. Der Schaum des Colabiers auf meiner Lippe schmeckt salzig und süß. »Danke fürs Mitnehmen!« Jutta lacht und klopft mir auf die Schulter.

Spät in der Nacht schleiche ich in die Wohnung. Alles ruhig, alles schläft. Anne liegt in Tims Bett, die Kinder wie immer bei mir. Mein Licht, das einzige im Hinterhof. Du wolltest all das nicht haben, nicht uns, nicht tanzen, nicht leben. Müde kuschle ich mich ins Bett, gleichmäßiges Atmen neben mir. Ich kann nicht nach ihm suchen, nach seinen Gründen, nach seinem Warum. Bleiern meine Augenlider, zufrieden mein Körper.

Am nächsten Morgen schreibe ich gleich nach dem Frühstück unsere Packliste, Tim und Hannah sind im Kinderzimmer unterwegs und suchen Bücher heraus. Die Campingkiste fällt mir ein, dort ist die Hängematte verstaut, auch die Petroleumlampe, ich muss sie im Keller suchen. Erst einmal seither war ich unten und habe schnell, ohne mich umzusehen, Ullis Bücherkiste in den Verschlag geschoben.

Der Keller ist feucht und kalt, die abgestandene Luft schlägt mir entgegen, schmal und eng die Treppenstufen hinab in das Gewölbe. Spinnweben hängen in langen Fäden von der Decke. Ich schaue auf den Boden und eile zu meinem Verschlag. In Reih und Glied stehen Schrankwände und Kisten übereinandergestapelt am Gatter, die blauen Kleidersäcke türmen sich obenauf. Ullis Sachen, unser Schrank, überzogen von Staub. Vorsichtig gehe ich durch den schmalen Zwischengang zur Werkbank. Bestimmt ist sie hier. CAMPING! Schön geschwungene, weiche Buchstaben, Ullis Handschrift. »Ach, Ulli!« Auf der Kiste ein Stück Seil, ich ziehe, es klemmt, ich lasse es auf die Werkbank fallen, öffne den Karton: Alles da, Hängematte und Lampe, mehr brauche ich nicht.

Im Gehen sehe ich das Seil, woher kommt das? Ich ziehe, nichts bewegt sich. Ich ruckle an der Werkbank, ziehe erneut, es löst sich, an seinem Ende ein Henkersknoten. Ich schaue nach oben, ein Teil des Balkens ist spinnwebenfrei. Das Seil gleitet aus meiner Hand, ich presse sie auf meinen Mund, drücke die Hängematte unter den Arm und renne los. Die Tür fällt ins Schloss, ich nehme zwei Stufen auf einmal, von innen drehe ich den Wohnungsschlüssel zweimal um. Seife, Wasser, Seife, Wasser, schrubben. Er stand allein da unten. Dort, allein. Hat er mit sich gerungen? Gott sei Dank hat er sich gegen den Balken dort unten entschieden. Langsam dringt die Kälte des Wassers zu mir durch. »Mama, liegst du mit mir auf dem Sofa?« Müde Tims blaue Augen. »Schlafen?«, frage ich mit eiskalten Händen. Er schüttelt den Kopf: »Nur kuscheln.« Ein Lächeln huscht über sein müdes Gesicht. Aneinandergeschmiegt liegen wir kurz darauf auf dem Sofa.

Orientierungslos schrecke ich auf, Hannah ist aus ihrem Vormittagsschlaf erwacht, wir sind tatsächlich eingeschlafen.

Das Kaffeewasser, Hannah wickeln, routiniert läuft alles ab, ich will jetzt hier fort, brauche jetzt den Abstand, von mir aus könnten wir gleich fahren. Albern, denke ich, dennoch, ich habe Fluchtgedanken und bin froh, dass es morgen so weit ist. Gemeinsam packen wir die Kisten, die später in den VW-Bus geräumt werden.

Das letzte Mal, als Ulli und ich packten, war für unseren Pfingsturlaub im vergangenen Jahr. Hannah war gerade fünf Wochen alt. In jenem Urlaub verlor ich meinen verklärten Ulli-Blick. Ich kann nicht beurteilen, ob damals meine Verdrängung streikte oder ob er tatsächlich anfing, sich zu verändern. Ich weiß nur, damals nahm ich ihn anders wahr als die Jahre zuvor.

Ich freute mich auf den Urlaub, auf Sunja und Malte, alle hatten Kinder ähnlichen Alters. Wir trafen einen Tag vor den anderen am See in Frankreich ein, es regnete so stark, dass wir das Hochdach des Busses nicht ausfahren konnten, da es den Wassermassen nicht gewachsen war. Wir waren regelrecht gefangen in der VW-Bus-Enge. Ulli konnte keine Ordnung halten, verlegte alles, erinnerte sich nicht, wir waren beide überfordert und stritten uns um Salzstreuer und verlegte Pullover. Entspannung brachte erst die Ankunft von Malte und Sunja, mit ihnen hörte der Regen auf. Ihre Fröhlichkeit zog über das nasse Gras und blieb an uns kleben. Mit ihnen kam noch ein Paar, ebenfalls mit Säugling. Der Regen kam zwar wieder, doch wir fanden alle im Vorzelt Platz, tranken abends Wein, saßen beieinander und stillten die Kinder. Doch meine Wahrnehmung hatte sich auf unerklärliche Weise verschoben: Ich ertrug Ullis Lachen nicht mehr, seine Späße wurden mir peinlich, ich fand ihn zu laut und übertrieben, alles war ein Tick zu viel. Ich zog mich von ihm zurück, in der Hoffnung, dass er auf mich zukäme, dass auch er bemerkte, dass sich etwas veränderte. Doch er drehte immer mehr auf, fiel anderen ins Wort, hörte nicht zu ... Ich saß dabei, versuchte, ihm Zeichen zu geben, er reagierte nicht, ich rutschte immer tiefer in meinen Campingstuhl. Mit jedem Tag musste er mehr im Mittelpunkt stehen, ich konnte neben ihm kaum atmen.

Nachts, wenn er schlafend neben mir lag, sein Gesicht weich und verletzlich auf dem Kissen, machte ich mir Vorwürfe: Ich war die, die ihm seine Fröhlichkeit, seine Kontaktfreude nicht gönnte. Mutter hatte schon recht, das Leben mit mir war schwierig, weil immer alles nach meinem Kopf zu gehen hatte. Spielte es denn wirklich eine Rolle, wohin er Zucker und Salz räumte? Doch wenn er erwachte, verlor ich den Halt.

Tim zupft mich am Ärmel. »Und jetzt, Mama? Was machen wir jetzt mit den Kisten?«

»Die räumen wir später in den Bus, aber erst müssen wir ihn innen putzen. Nimm Duplosteine mit, dann habt ihr was zu spielen, während ich schrubbe.« Er hüpft hoch: »Au ja.« Kurz darauf sind wir bereit.

»Na, dann mal los, Reinigungsfirma Meyerfeld im Anmarsch!«

Leider steht der Bus nicht vor dem Haus, wir müssen bepackt ein Stück gehen, endlich angekommen, hole ich Hannah aus dem Tuch und trete versehentlich gegen den Eimer. Das Putzwasser fließt mit leichten Schaumkrönchen in den Rinnstein. »Mist!« Hannah wieder rein ins Tuch, alle drei zurück. Treppe hoch, Treppe runter, Tim wartet unten, und den ganzen Weg wieder zurück. Schweißperlen bilden sich auf meiner Stirn.

»Mama, jetzt pass aber auf den Eimer auf!« Wir schauen uns an und prusten gleichzeitig los: »Das nächste Mal erinnerst du mich bitte früher daran!« Er nickt und verschwindet mit einem Sprung hinter der Sitzbank im Bus. Hannah freut sich, klatscht in die Hände. Tim schmeißt die Duplosteine aus der Kiste. Ich stelle den Wassereimer in die Spüle und öffne die Schränke.

Am letzten Abend jenes Pfingsturlaubes blieben Malte und ich im Vorzelt übrig. Die Zweifel an meiner Wahrnehmung waren mittlerweile so groß, dass ich immer gereizter und unsicherer wurde. Ich überwand meine Scham und fragte ihn, wie er Ulli empfand. Ob Ulli für ihn auch immer etwas über das Ziel hinausschoss. Er nickte vorsichtig mit dem Kopf, ich hätte weinen können, so erleichtert war ich darüber, dass meine Wahrnehmung richtig war. Malte versuchte, eine Erklärung zu finden: Sicher sei es für Ulli etwas viel, Studium, zwei Kinder ... ich hörte nicht mehr wirklich zu, denn die Bestätigung meiner Wahrnehmung war erlösend. In jener Nacht suchte ich die größtmögliche Distanz in unserem Bett, ich wollte ihn nicht betrachten, wollte sein Gesicht nicht sehen, wollte bei mir und meinen Gefühlen bleiben.

»So, diese Schränke sind sauber, aber wir müssen das Wasser wechseln.«

»Wir bleiben hier!«, ruft Tim.

»Nein.«

»Doch, Mama, wir gehen auch wirklich nicht aus dem Bus raus, gell, Hannah?« Sie nickt.

»Aber ...«

»Mama, du bist doch gleich wieder da. Wir warten.«

»Aber ihr bleibt im Bus, hinter der Rückbank, versprochen?«

»Versprochen.« In großen Schritten eile ich davon, nehme drei Stufen auf einmal, Wasser raus, Wasser rein, drei Stufen hinab, endlich den Bus in Sichtweite: Tim redet mit den Händen auf

Hannah ein, ich bleibe stehen. Sie tippt gegen die Scheibe, schaut angestrengt hinaus. Er deutet woanders hin, sie folgt ihm mit ihren Händen. Plötzlich klopft sie mit beiden Händen gegen das Glas, lacht und zeigt auf mich. Ich muss ein Auto durchlassen, dann renne ich winkend hinüber.

Mit Musik und Albernheiten erledigen wir den Rest wie im Flug.

»Leute, morgen geht es los!«

»Ja, ja«, Tim springt hinter der Rückbank vor und hüpft hin und her, scine blonden, im Nacken langen Haare flattern. Hannah gelingt es zum ersten Mal, über die Rückbank zu krabbeln.

»Wir müssen aber die Kisten, die im Flur stehen, noch in den Bus räumen.« Tim verzieht das Gesicht.

In der Wohnung binde ich mir Hannah auf den Rücken, damit ich die Hände frei habe. Ich ignoriere Tim, er soll es sagen, wenn er keine Lust mehr hat. Unten an der Hautür muss ich lange warten, bis er endlich die Treppe mit seinen Sandsachen hinunterkommt.

»Jetzt komm schon!«

Als wir die zweite Fuhre holen, gleitet er an der Wand im Flur auf den Boden hinab: »Ich kann nicht mehr!«, stöhnt er. »Ich kann nicht mehr!«

»Ich glaube nicht, dass du nicht mehr kannst.« Erbost schaut er mich an: »Doooch!« Sein Jammerton geht mir unter die Haut und auf die Nerven. »Ich glaube, du hast einfach keine Lust mehr.« Er schaut zu Boden. »Sag, was du fühlst, und nicht das, was du glaubst, was ich hören will. Verstehst du mich?« Ich fasse unter sein Kinn und schaue ihm in die Augen: »Mir ist wichtig, dass du sagst, was du fühlst.« Tränen kullern über seine Gesicht: »Komm her, mein Schatz!«

»Ich hab keine Lust mehr, Mama!«
»Okay, dann mach eine Pause.«
»Aber dann bist du ganz alleine!«
Ich streichle über seinen Rücken, spüre seine Anspannung: »Ich bin nicht allein, du bist doch hier und du hast mir schon so gut geholfen. Danke. Wenn du später willst, kannst du Kuchen für uns kaufen, als Belohnung!« Er lächelt, ich wische ihm die Tränen aus dem Gesicht.
Als alles fertig ist, sitzen wir beim Abendessen, auf unseren Tellern herrlicher Kuchen.
Später auf dem Balkon ist es friedlich, vereinzelt leuchten Sterne am Himmel. Das Telefon klingelt, Husten im Hörer. »Mutter?«
»Ja, entschuldige, ich habe mir noch schnell ein Stück Brot in den Mund geschoben, aber du hast ja so schnell abgehoben, da habe ich mich glatt verschluckt.« Sie hustet erneut. »Fährst du jetzt mit den Kindern wirklich weg?«
»Ja, morgen. Ich glaube, es tut uns gut. Einfach fortzufahren.«
»Einfach fortfahren«, wiederholt sie langsam. »Du musst ja wissen, ob es richtig ist, die Kinder aus dem gewohnten Ablauf herauszureißen.« Wolken ziehen über meinen Hinterhofhimmel. »Melde dich bitte, bevor ihr abfahrt und auch zwischendrin, ich hab sonst keine Ruhe.« Sie hustet, ich lege auf.
Beim Frühstück sind wir alle drei in gleichem Maße angenehm aufgeregt, alles gespült und aufgeräumt, nur noch die Kühlschranksachen, die Kinder bleiben oben, ich renne hinab, verstaue alles, schließe pfeifend die Haustür auf. »Maammmaa! Maammmaaa!« Oh, Mist, jetzt ist es doch nicht gut gegangen, ich rutsche aus, »Kommee!«, renne weiter, ich darf sie einfach

nicht allein lassen ... endlich, die Tür, Tim quetscht grinsend seinen Kopf aus dem schmalen Spalt. »Ist was passiert?«, frage ich atemlos. Verwirrt schaut er mich an. »Nein, Jutta ist am Telefon und ich kann doch nicht die Tür ganz aufmachen, weil Hannah sonst rauskrabbelt.« Er öffnet die Tür, Hannah sitzt hinter ihm und krabbelt sofort los. »Siehst du!«

»Ja, das hast du gut gemacht.« Er zieht mich am Pullover: »Mama! Jutta!« Erleichtert greife ich nach dem Hörer: »Hallo! Was gibt's? Ich bin fast so weit, habe gerade die frischen Sachen in den Bus gebracht, nur noch die Kids und ich!« Keine Reaktion. »Jutta?« Schweigen. »Ist was passiert?« Mit gepresster Stimme antwortet sie: »Ich fahre nicht. Ich kann nicht. Du musst alleine fahren!«

»Wie bitte? Was ist denn los?«

»Ich war mit allem fertig und wollte noch tanken, da stolpere ich an der Tanksäule.« Sie holt Luft. »Ich bin fast ohnmächtig geworden. Mein Fuß wurde in Sekundenschnelle dick, ich kann nicht mehr auftreten. Ein Mann hat mich, inklusive Auto, nach Hause gebracht.« Wütend zieht sie die Nase hoch. Sie weint.

»Nein!« »Doch! Fahr alleine, ich kann ja, wenn möglich, nachkommen ...«

Langsam begreifend schüttle ich den Kopf: »Ich komme.«

Ruben öffnet uns die Tür. Jutta sitzt mit hochgelegtem, dick in Eis gepacktem Fuß am Tisch. »Lass mich mal sehen.« Behutsam schäle ich ihren Fuß aus der Eispackung, dick geschwollen liegt er in meiner Hand. »Ach, du meine Güte!« Wütend, fast zornig schnauzt sie mich an: »Siehst du? Es geht nicht!« Sie ringt mit den Tränen. »Wir fahren in die Klinik, röntgen, dann weißt du wenigstens, was tatsächlich verletzt ist«, meine ich.

»Nein!« Sie schaut aus dem Fenster, verschränkt ihre Arme vor der Brust, blinzelt. »Es ist nicht schlimm, nur geschwollen.« Nach einigem Zureden stimmt sie doch zu.
»Auf, Kinder, kommt, wir fahren zum Arzt.«
Sie lässt sich nicht helfen, humpelt die Stufen hinab zu meinem Auto.
Das Warten in der Uniklinik wird nur von vorbeihuschenden Pflegern und Juttas Fluchen unterbrochen. Dann endlich das Ergebnis: nicht gebrochen, kein Bänderriss, nur ordentlich verstaucht.
»Das ist doch nicht schlecht, jetzt kannst du einfach warten, bis es vorbeigeht!« Dank der Krücken erreichen wir das Auto schneller.
Sie schaut zum Fenster hinaus. »Vielleicht kann ich doch die Kupplung drücken, morgen. Du kannst ja schon alleine losfahren und ich komme nach, was hältst du davon?«
Ich spüre die Enttäuschung darüber, dass wir nicht fahren können, und meine Schwäche, weil ich mir weite Strecken, allein mit zwei Kindern, nicht zutraue.
»Nein, ich kann nicht alleine fahren, noch nicht.«
Sie lacht leise.
»Ich weiß, du würdest fahren«, sage ich leise.
»Ja.« Vor ihrem Wohnblock steigt sie aus, flink erreicht sie die Haustür. Ich schaue ihr nach, die Tür fällt ins Schloss.
Enttäuscht sitzen wir beim Abendessen. »Mama, fahren wir gar nicht?« »Ich weiß nicht, Tim, ich weiß nicht, wie es Juttas Fuß morgen geht.«
»Mama, und wenn wir ohne Jutta fahren?«
»Ich kann noch nicht alleine fahren!«

»Aber warum? Hier sind wir doch auch alleine.« Verständnislos schaut er mich an. »Aber hier, hier fühle ich mich sicher. Außerdem wäre ich ohne Jutta gar nicht auf die Idee gekommen, wegzufahren.« Er nickt.

»Du bist enttäuscht?« Er beißt sich auf die Lippe. »Komm her.« Aneinandergeschmiegt schaukeln wir auf dem Stuhl hin und her.

»Irgendwann werden auch wir alleine reisen können.«

Seine Tränen dringen durch mein Shirt.

Morgens nach dem Frühstück klingelt das Telefon. »Ja«, flüstere ich erwartungsvoll. »Ach, ihr seid ja noch da, ich dachte, du hättest mich vergessen.« Enttäuscht schüttle ich den Kopf. »Oma«, flüstere ich Tim zu, der erwartungsvoll vor mir steht.

»Ich dachte schon, du bist einfach gefahren, ohne Bescheid zu sagen.«

»Nein.« Sie seufzt, ihr Atem geht schwer, sie hustet.

»Wie verträgst du die Chemo?«

»Es geht schon.«

Hitze steigt mir ins Gesicht, es ist das erste Mal, dass ich nicht weiß, wann ihre Chemotage sind. »Ich würde doch nicht fahren, ohne Bescheid zu sagen«, antworte ich.

Sie seufzt: »Wieso seid ihr denn noch da?«

In knappen Worten erzähle ich von Juttas Fuß.

»Vielleicht ist das ein Zeichen, ich meine, wenn ihr nicht fahren könnt. Ich finde es sowieso nicht angebracht, was denken die Leute über dich, noch kein halbes Jahr her und schon fährt sie fröhlich in den Urlaub! Außerdem: zwei Frauen und die kleinen Kinder, die alten Autos! Wenn das mal gut geht.« Es läutet an der Tür. »Ich muss auflegen, melde mich später.« Wütend werfe ich den Telefonhörer auf die Gabel.

»Maaammaa, Ruben und Jutta!« Tatsächlich! Kleine Schweißperlen kleben auf ihrer Stirn, sie hinkt, geht aber ohne Krücke. Stolz setzt sie sich auf den Stuhl und erzählt von ihrer nächtlichen Dauerkühlung, den homöopathischen Globuli und dass sie zwar allein fahren könne, es aber schön fände, einmal nicht allein reisen zu müssen.

»Kinder, wir fahren!« Johlend hüpfen alle hin und her.

»Bist du sicher? Ich meine, wir können alles doch verschieben.«

»Papperlapapp, das habe ich mir vorgenommen, das ziehe ich durch.« Sie öffnet ihre Tasche und legt eine Karte auf den Tisch. »Ich habe alles schon genau geplant ...«

Jutta kennt einen schönen Campingplatz in Frankreich, er liegt auf halber Strecke, wir ernennen ihn zu unserem ersten Etappenziel.

Mittags lassen wir Freiburg hinter uns. Jutta fährt voraus, wir hinterher. Wir überqueren die Grenze, die hügelige Landschaft des Elsass breitet sich saftig vor uns aus. »Kühe, Mama, Kühe!«, ruft Tim. Das Getreide kräuselt sich im Wind. Bergauf überholt mich ein Lkw, bergab sind wir schneller. Der Fahrer hupt und winkt: Der nächste Anstieg kommt bestimmt. Wir albern, singen, zählen Kühe und blaue Autos. »Bibi und Tina«-Kassetten ermöglichen mir eine Animationspause. Weite Fahrten waren für Ulli meist stressig und sein Stress schwappte über alle drüber. Jetzt fahren wir über die Landstraße und halten uns gegenseitig bei Laune.

Entspannt erreichen wir den Campingplatz und lassen uns direkt am Fluss nieder. Ich übernehme das Entpacken der Tische und Stühle, setze Wasser auf. Hannah sitzt bei Jutta auf dem Schoß, die Jungs erkunden das Flussufer. Juttas Fuß kühlen wir mit

kalten Flusswasserwickeln. »Danke, dass du mich zum Röntgen geschleppt hast«, sagt sie leise: »Zu wissen, was man hat, macht es schon leichter.« »Gern geschehen.«
Kekse, Tassen, Kaffee und Milch, ich lasse mich in den Campingstuhl fallen, über mir zartblauer Himmel.
»Mama, ich will, dass du mir meine Haare abschneidest!«
»Bitte?« Irritiert schaue ich erst Tim, dann Jutta an. »Ja, ich will alles ganz kurz haben, auch die da hinten!«
»Du willst dein Schwänzchen abschneiden?« Es gehört doch zu ihm, immer haben wir nur die Haare auf dem Kopf und an den Ohren kurz gehalten, immer schon ... Ruben greift in seine eigenen lange Haare und schüttelt den Kopf.

»Tim, ich meine, ich ...«
»Mama, ich will!« Ich kann ihn mir mit stoppelkurzen Haaren einfach nicht vorstellen. Hilfesuchend blicke ich zu Jutta, die lacht und an Ruben gewandt meint: »Deine bleiben aber dran!« Ruben nickt. Entschlossen stampft Tim auf den Boden: »Jetzt, Mama!«
»Jetzt gleich?« Er nickt. »Willst du nicht lieber noch mal drüber schlafen?«
»Nein!« Er setzt sich auf seinen Stuhl.
»Alles kurz, Mama, hinten auch!« Im Bus hole ich die Schere, schalte das Spaghettiwasser aus.
»Okay!« Zögerlich greife ich in das lange, lockige Nackenhaar und schließe die Augen. Ratsch, der Zopf liegt in meiner Hand, ich lege ihn auf den Tisch, hellblond fallen seine Haare ins grüne Gras.
Eine halbe Stunde später fährt er sich genüsslich mit den Fingern über den Kopf. »Und, wie fühlt es sich an?« »Gut, Mama,

ganz gut.« Er springt auf, rennt in den Bus. »Ja!«, ruft er laut, kommt zur Tür zurück und strahlt. Wir alle schauen zu ihm auf. »Du siehst richtig gut aus, Tim«, sage ich. Größer, anders, älter, aufgewühlt betrachte ich mein Kind, das sich langsam dreht. »Richtig gut!« Er streckt die Arme nach mir aus, schnell stehe ich auf, gemeinsam zählen wir auf drei, dann springt er. Fest umschlungen hält er mich, warm und weich sein kleiner Körper, ich drehe mich im Kreis: Wie konntest du freiwillig auf all das verzichten? Lachend wirft er die Arme in die Höhe. Wolkenloses Abendblau.

Ich koche, richte den Tisch, Juttas Fuß sieht schon viel besser aus, ausgelassen essen wir im Dunkeln. Tim ertappt mich, als ich ihn heimlich beobachte. Er lacht, seine Augen funkeln.

Spät ist es, er kann einfach nicht einschlafen. »Soll ich noch einmal etwas für dich singen?«

»Nein.«

Den Rücken mir zugewandt hält er meine Hand fest. Schweigend bleibe ich liegen. Zaghaft erzittern erst seine Schultern, dann der Rücken und dann das ganze Kind. Er weint. »Er fehlt mir so, Mama!« Schluchzend fallen seine Worte ins Kissen: »Ich bin so traurig.« Ich kann ihn halten, streicheln, meine Tränen bleiben aus, irgendwann schläft er ein, ich stehe nicht mehr auf.

Morgens weckt mich Tims warmer Atem. Die Spuren der Nacht kleben an seinen entspannten Mundwinkeln. Sonnenstrahlen fallen auf unser Bett. Wir werden es lernen, das Leben!

Jutta zeigt mir morgens ihre Route, da entdecke ich einen kleinen Fluss. »Jutta, da war ich schon mal, im ersten Ausbildungsjahr, mit Vincent.«

»War das der Sommer, in dem ich auf Gomera war?«

»Stimmt. Wir haben hier an diesem Fluss einen wunderschönen kleinen Campingplatz entdeckt, lass uns versuchen, ihn zu finden.«

»Wie heißt der Platz?«, fragt sie mich. Ich muss lachen: »Das ist zehn Jahre her, ich weiß nicht mehr, aber an eine Weggabelung kann ich mich genau erinnern, wenn wir die finden, finde ich den Platz.« Sie schaut mich an, schmale Falten bilden sich auf ihrer Stirn. »Komm schon Jutta, ich verlasse mich auf meine Gefühlsorientierung.« Sie lacht auf, die Falten bekommen Risse: »Okay, mal sehen, wo wir landen.«

Bald nach dem Frühstück brechen wir auf. Tim will Kassetten hören, gemütlich legt er seinen Kopf zurück und grinst mir

durch den Rückspiegel zu. Zügig fahren wir ins Rhonetal hinein. Damals sind wir auch hier durchgefahren, es war mein erster Urlaub in der Ausbildung zur Krankenschwester. Wir waren ein durcheinandergewürfelter Haufen aus Studenten, Azubis und Schülern, unterwegs nach Spanien ans Meer. Vincent und ich wohnten in einer Wohngemeinschaft. Ich wusste damals schon, dass ich diesen Beruf die endlos lange Zeit bis zur Rente nicht ausüben wollte. Kurz vor dem Urlaub traf ich meinen Vater und bei Kaffee und Kuchen erzählte ich von meiner Ausbildung und der Idee, eines Tages vielleicht zu studieren. Er wurde richtig wütend: Was ich mir dabei nur dächte, jahrelang dem Staat auf der Tasche zu liegen, und Leute wie er müssten dafür aufkommen. Ich solle mit diesen Hirngespinsten aufhören und froh sein, wenn ich eine solide Ausbildung und einen Arbeitsplatz hätte. Wir fuhren nach Spanien, weit weg von Kaffee und Kuchen. Das Leben lag einfach vor mir. Auf jenem Campingplatz, den ich jetzt wiederzufinden hoffte, lagen wir nachts ausgestreckt auf einem

Stein, mitten im Fluss. Wir zählten die Sterne und schickten laut unsere Träume in den Himmel. Niemand lachte, als ich trotzig rief: »Ich will studieren!«

Hannah quengelt. Es gelingt weder Tim noch mir, sie aufzumuntern, sie verliert sich im Dauerschreien. Zweimal hupen: das Zeichen für Jutta. Bei der nächsten Gelegenheit hält sie an. Lange muss ich auf dem Parkplatz mit Hannah auf und ab gehen, die Jungs spielen Ball, Jutta liegt auf der Bank und döst. Genau vor diesem Moment habe ich mich gefürchtet: quengelnde Kinder, nicht wissen, ob und wie die Fahrt weitergehen wird.

Irgendwann ist es dann vorbei, Jutta hat einen Kaffee gekocht. »Mama, darf Ruben bei uns mitfahren? Bitte!« Gegen das Bitten seiner Augen komme ich nicht an. Seufzend stimme ich zu, Jutta hat nichts dagegen. Anfänglich ist die Stimmung in der hinteren Reihe gut, doch langsam schaukelt sich das Herumalbern auf zum hysterischen Geschrei, gleich wird einer heulen. »Hey, wie wäre es mit ›Ich sehe was, was du nicht siehst‹?« Glück gehabt, sie sind begeistert. Wir quälen uns einen Hügel hinauf und sausen auf der anderen Seite wieder hinab. »Mama, ich muss mal!« Vergeblich schicke ich mein Hupzeichen Jutta hinterher, erst nach endlosen Kurven und Signalen hält sie an. »Sorry«, lacht sie gut gelaunt, »die Musik war zu laut.«

Bis zum ersehnten Fluss wird meine Animationskunst immer wieder gefordert. Dort angekommen, lässt mich Jutta vorausfahren, ich brauche Ruhe und bitte Ruben, bei Jutta mitzufahren, hoffe, dass Hannah einschläft. Schmollend zottelt er ab.

Zum zweiten Mal bin ich mir sicher, falsch zu sein, und wende. Jutta drückt die Hupe und fährt neben mich: »Das hat doch keinen Sinn, lass uns an die Ardèche fahren, dort werden wir schnell einen Campingplatz finden, schneller als in dieser Einöde.« Ruben schiebt seine Unterlippe weit nach vorn und schaut stur aus der Windschutzscheibe. »Ach, er quengelt und ich habe wirklich keine Lust mehr, du hast doch keinen Plan, gib es wenigstens zu.«

»Ein Versuch noch, okay?« Sie schlägt mit der Hand aufs Lenkrad. Ich fahre los, glaube, die Straße zu kennen, rechts ein Schrottplatz, nein, das ist falsch, ich wende. Jutta hupt, ich drehe die Musik auf, biege ab und gebe Gas. Dann, endlich: meine Weggabelung. »Ja, Tim, ich hab's gefunden, gleich, da vorne!« Dauerhupend gebe ich Vollgas. Drei Kurven später, im Verborgenen, mein Campingplatz.

Begeistert laufe ich über den Platz, er ist fast so, wie ich ihn in Erinnerung habe, keine geteerten Wege, naturbelassene, großzügige Stellplätze. Tim ist vor mir am Fluss. »Ruben, Ruben, schau mal! So ein großer Stein! Mitten im Fluss!« Er dreht sich um, strahlt über das ganze Gesicht, doch Ruben reagiert nicht, schmollend geht er hinter Jutta her, die auch nicht reagiert.

»Gefällt es dir nicht?«, frage ich verunsichert.

»Doch.«

»Hat sich doch gelohnt, die Suche, oder?«

Sie schaut in den Blätterhimmel: »Schon, hoffentlich hat es genug Sonne.«

Auf der anderen Seite des Flusses zieht sich den Flusslauf entlang eine senkrechte, fast den Himmel berührende Felswand. Ruben kickt kleine Steine ins Wasser. Tim springt auf, greift nach einem Stein und wirft, so weit er kann, fast hätte er den Stein im Fluss getroffen. Ruben grinst, nimmt einen Stein, wirft und trifft: »Yeah!« Wir entscheiden uns für einen Platz unten am Fluss und

kehren zurück, um die Busse zu holen. Angekommen, denke ich, als wir langsam den Weg zum Ufer hinabfahren, und freue mich über das Klappern der Schneebesen und Kochlöffel, die über der Spüle hängen und gegen das Kunststofffenster schlagen.
Unser Platz hat freie Sicht auf den Fluss, der gurgelnd fließt. Leise rauschen die Blätter im Wind. Wie gut, dass ich gefahren bin. Ich weiß plötzlich, dass ich, wenn ich nach Hause komme, genau spüren werde, ob ich die Wohnung behalte oder weggehe.
Hängematte, Tisch und Stühle, alles findet routiniert seinen Platz. »Soll ich deinen Wagen mit an den Stromkasten anschließen?« Ich kann kaum zuschauen, wie sie umherhumpelt, sie verneint, ist aber nicht mehr ganz so abweisend. Die Kinder nehmen die Hängematte in Beschlag und kichern zwischen den Bäumen.

Als ich später, beladen mit Wurst- und Käsebroten, aus dem Bus komme, sitzt Jutta mit geschlossenen Augen und hochgelegtem Bein in ihrem Stuhl. Ihr langer brauner Haarzopf schwingt hinter der Stuhllehne hin und her. »Ich war vorhin nur wegen Ruben genervt, das ist alles«, sagt sie, als ich mich setze. »Okay.«
Am Himmel ziehen Wolken auf. »Hoffentlich spielt das Wetter mit!« Das hoffe ich auch, denke ich und betrachte den Stein, der ungerührt inmitten der Gischtkronen im Wasser liegt. Träge fällt die Dunkelheit über die hohe Felswand hinab. Hannah ist auf meinem Arm eingeschlafen, sanft wiegen wir hin und her, warm und weich ihr Körper auf meinem.
Damals teilten Vincent und ich ein Zelt, flüsternd erzählte ich ihm in der Dunkelheit von meinem Staunen darüber, dass auf dem Stein niemand über meinen Wunsch gelacht hatte. Er begriff erst, als ich ihm das Gespräch mit meinem Vater schilderte, und hielt schweigend meine Hand.

Ein kleiner Spuckefaden stielt sich aus Hannahs entspannten Mundwinkeln. Vorsichtig stehe ich auf und lege sie zum schlafenden Tim in den Bus. »Jutta, ich würde gerne noch ans Wasser gehen.« Sie schaut von ihrem Buch auf: »Ich pass auf, geh nur.«
Fast schwarz sieht das Wasser in der Dunkelheit aus, der Himmel bewölkt, keine Sterne. »Ahh!« Eiskalt ist das Wasser, doch ich will unbedingt hinüber. Vorsichtig taste ich mich von einem unsichtbaren Stein zum anderen, meine Haut wird taub, der Kälteschmerz lässt nach. Geschafft! Auf allen Vieren erklimme ich den Stein, vor mir die Felswand, schwarz und ohne Konturen. Wuchtig thront sie vor mir. Langsam gewöhne ich mich an die Dunkelheit, erkenne Risse und Felsvorsprünge. Ich lege mich auf den Rücken, schließe die Augen, mein Seufzer wird vom Gurgeln des Wassers fortgetragen. Über mir ein Riss in der Wolkendecke, vereinzelte Sterne funkeln. Was ist aus meinen Träumen geworden? Er hat sie mitgenommen. Der Kälteschmerz kehrt zurück, meine Zehen kribbeln, ich reibe und reibe, bis die Wärme wiederkehrt und der Schmerz verschwindet.

Morgens weckt mich prasselnder Regen. Widerwillig schiebe ich den Vorhang auf, der Boden ist durchtränkt, große Pfützen fangen die neuen Tropfen ein. Unsere Stühle, die Hängematte, alles klatschnass. Ich falle zurück und ziehe den Schlafsack über den Kopf. »Mama, es regnet!«
»Mhm.« Schweigend liegen wir nebeneinander, dann krabbelt Tim aus seinem Schlafsack, öffnet den Vorhang und ruft erfreut: »Schau mal, so große Pfützen!« Ich kann nur stöhnen. »Haben wir keine Gummistiefel dabei?«

Ich muss lachen: »Doch, für dich schon!«
»Ja, ich will raus!«
Hannah steht mittlerweile auch am Fenster und klatscht mit den Händen gegen die Scheibe. »Du bleibst da!«
Mit Regenjacke und Gummistiefeln bewaffnet stapft Tim los und erkundet die Pfützentiefe. Auch Jutta und Ruben schauen aus dem Fenster, Jutta winkt und streckt den Daumen nach unten.
Bald darauf sitzen wir bei ihr und frühstücken, der Regen trommelt aufs Dach. Juttas Laune ist genauso schlecht wie meine, nach zig Uno-Runden fängt Hannah an zu quengeln. Ich ziehe mich mit ihr in meinen Bus zurück, keine fünf Minuten später sind die Jungs auch da. Malblock, Geschichten lesen, das ganze Repertoire. Jutta sitzt in ihrem Bus am Fenster, sie liest. Hannah wird müde, mit ihr auf dem Arm drehe ich zwei Quadratmeter kleine Runden. Die Jungs steigern ihre Aktivitäten zur Kissenschlacht. »Nein!«, schreie ich. »Entweder ihr geht beide rüber zu Jutta und spielt dort, was mir ehrlich gesagt am liebsten wäre, oder ihr setzt euch vorn auf die Sitze und seid ruhig.« Sie zotteln ab. Hannah ist gerade eingeschlafen, da kommt Tim allein zurück: »Ich soll hierhin, wir waren zu laut.«
Flüsternd lese ich ihm in der Fahrerkabine vor, Jutta winkt, in der Hand ihr Buch.
Nachmittags lässt der Regen nach, die Platzbetreiber schwören, dass es morgen vorbei sein wird. Die Ersten reisen dennoch ab. »Was machen wir, wenn es nicht aufhört?«, frage ich Jutta. Sie greift nach der Landkarte und breitet sie vor mir auf dem Tisch aus: »Ich würde ja weiter ans Meer fahren, aber du ...« Ich spüre meinen Zorn: »Wegen vier Tagen, das lohnt doch nicht.«
»Wir können doch länger bleiben«, sagt sie.

»Nein, Tim hat nächste Woche seinen ersten Kindergartentag, das will ich nicht verschieben.«

»Das ist doch egal!«

Tim kommt und setzt sich auf meinen Schoß. Schweigend schaue ich zum Fenster hinaus. »Wenn du nicht mit wärst«, sagt Jutta, »wäre ich sowieso direkt ans Meer gefahren.«

Ich schließe die Augen, es kostet mich Kraft, ihren Worten zu folgen: »Ich dachte, dass Verreisen gut für dich sei und als du dann nicht ans Meer wolltest ...«, sie schaut mich an, zuckt mit den Schultern, »da habe ich halt darauf verzichtet.«

»Ach so.« Kratzig meine Stimme durch den trocken Hals. Jutta seufzt. »Tut mir leid«, flüstere ich, »ich habe nicht begriffen, dass dir das Meer wichtig ist.«

Der Regen rasselt aufs Dach. »Komm doch mit!«

»Ich überlege es mir«, sage ich trotz des Widerstands in meinem Innern.

Es ist dunkel, alles schläft, leise atmet Hannah neben mir, ganz entspannt ihr Gesicht. Ich könnte doch einfach die vierhundert Kilometer fahren, irgendwie geht das doch, und Jutta wäre zufrieden. Vielleicht ginge es ja ganz gut. Und zurück? Ich müsste ja nicht alles an einem Stück machen, das schaffe ich so oder so nicht. »Mama, Mama, mir ist schlecht!«

Ich schrecke auf. »Was?«

»Ich muss kotzen!« Gesagt, getan, der ganze Schlafsack ist voll. Zittrig steht Tim vor mir, als ich ihm einen frischen Schlafanzug anziehe, ganz blass sein Gesicht. Der Schlafsack ist nicht mehr zu benutzen, ich schmeiße ihn kurzerhand hinaus in den Regen. Die ganze Nacht über erbricht er immer und immer wieder. Hannahs Windeln retten uns durch die Nacht. Zwischen den Brechattacken dämmern wir dahin, der Tag schleicht in meinen Bus, es scheint, als sei das Schlimmste überstanden. Blass liegt Tim neben mir, Hannah wacht auf. Erschöpft klettere ich mit ihr in die Fahrerkabine, damit Tim weiterschlafen kann. Plötzlich öffnet Jutta die Tür. »Was ist denn bei euch ...«

»Scht! Tim schläft!«, flüstere ich. »Er hatte Brechdurchfall.«

»Oh! Ich mach Kaffee, komm doch rüber.« Ich nicke, sie schließt die Tür.

Der Regen hat nachgelassen, doch graue Wolken kleben an der Felswand. »Das wird wieder, der hat sich den Magen verdorben. Du wirst sehen.« Jutta lächelt, während sie mir das sagt, ich kann ihr Lächeln nicht erwidern. Gähnend nicke ich in die trübe Landschaft hinaus. Erst Hannahs Mittagsschlaf ermöglicht mir eine Auszeit.

Nachmittags kehrt der Regen zurück. Klatschnass hängt Tims gewaschener Schlafsack über dem Armaturenbrett in der Fahrerkabine und sorgt für klammfeuchte Luft. Ich flüchte zu Jutta, sie sitzt über der Landkarte. »Also, ich fahre ans Meer. Sonne würde übrigens uns allen guttun.«

»Mama, mir ist schlecht!« Gerade noch rechtzeitig schaffen wir es aus dem Bus und kehren nass zurück. »Gut, wenn für dich der Süden die richtige Richtung ist, dann fahr.« Kaum ist der Satz heraus, drückt Tim sich an mich. »Für mich ist nach Hause die richtige Entscheidung.« Erleichterung durchströmt mich, ich richte mich auf. Irritiert weicht sie meinem Blick aus. »Jutta, wenn du mir gleich gesagt hättest, dass du lieber ans Meer willst, statt an einen Fluss, wäre ich zu Hause geblieben.«

Schweigen erfüllt den kleinen Raum und legt sich wie die Feuchtigkeit auf uns nieder.

»Gut«, sagt sie. »Ich schau mal, was Ruben und ich machen.« Sie heftet ihren Blick auf die Karte.

»Du brauchst dich nicht nach mir zu richten«, sage ich leise, aber bestimmt. »Wenn diese Nacht ruhiger wird und ich mich etwas erholen kann, fahre ich morgen nach Hause. Wirst du heute noch ans Meer fahren?«

»Nein. Wenn, dann auch morgen.«

Der Regen hört auf, das Blau des Himmels schimmert blass durch die grauseidene Wolkendecke. Zielsicher stapfe ich mit Tim und Hannah auf den Arm zum Bus, ich will nach Hause und nirgendwo anders hin.

Die Nacht ist ruhiger, kein Regen mehr, wir frühstücken draußen.

Der Fluss rauscht laut, der Stein in der Mitte ist kleiner geworden. Jutta schaut mich an: »Wir fahren auch mit nach Freiburg, Ruben will unbedingt dabei sein, wenn Tim das erste Mal in den Kindergarten kommt.« Sie lächelt vorsichtig.

»Wie ihr wollt.«

In Kissen und Decke eingemümmelt liegt Tim auf der Rückfahrt hinter der Rückbank. Hannah sitzt vorn bei mir. Das ganze nasse Zeug liegt mitten im Bus. Klappernd setzen wir uns in Bewegung. Ich habe mich für eine andere Fahrstrecke entschieden, Jutta fährt hinter mir her.

Hannah genießt die Ausnahme, vorn zu sitzen, Tim schläft, einzelne Sonnenstrahlen lassen die Erde glänzen. Stunden später taucht plötzlich Tims Kopf hinter der Rückbank auf: »Mama, ich hab Hunger!« Im Rückspiegel sehe ich sein Gesicht, die Farbe ist zurückgekehrt. Vor der nächsten Rastanlage setze ich den Blinker. Tim lacht, als ich ihn auf den Arm nehme. Wir alle staunen über seinen Appetit. »Willst du ihn nicht bremsen?«,

fragt Jutta mich nach dem vierten Brot. In Tims Gesicht leuchtet die Esslust. »Nein, ich glaube, er weiß, was ihm bekommt.« Als wir weiterfahren, sitzen beide Kinder wieder auf der Rückbank, albern miteinander herum. Mit der Dämmerung erreichen wir Freiburg und verlassen die Autobahn.
Wir stehen vor der Wohnungstür, ich halte einen Moment inne, dann schließe ich auf. Daheim!

Wir gehen zum Kindergarten, Frau Hold, Tims zukünftige Gruppenleiterin, hat um einen Termin gebeten. Ruben begleitet uns, die beiden werfen Blätter und Steine in den kleinen Bach, der uns bis zum Kindergarten begleitet. »Halt, wartet bitte!«
»Ich kann schon allein über die Straße!«, schreit Ruben zurück.
»Ihr wartet trotzdem.«
Gemeinsam erreichen wir den Kindergarten, kaum öffne ich die Tür, rennen die beiden los. Neugierig schaut Hannah ihnen hinterher. »Nein, meine Kleine, du bleibst bei mir.« Freundlich, mit warmem, aber bestimmtem Händedruck begrüßt uns Frau Hold. Am runden Tisch in ihrem Büro nehmen wir Platz. Hannah entdeckt den Spielteppich und nimmt ihn postwendend in Beschlag.
»Durch die Erkrankung unserer Leiterin ist es mir leider nicht möglich gewesen, mich mit ihr über das Erstgespräch, das Sie beide geführt haben, auszutauschen.« Sie räuspert sich. »Den Notizen meiner Chefin habe ich entnommen, dass Ihr Mann Suizid begannen hat.« Ihr erneutes Räuspern entlockt mir ein Lächeln. Es kostet sie Mut, mich direkt anzusprechen, und ich freue mich darüber, dass sie es schafft: »Ja, das stimmt.«

»Für mich ist wichtig zu wissen, wie sie mit Tim umgehen. Weiß er, wie Ihr Mann verstorben ist?«
»Er weiß, dass sein Vater sich das Leben genommen hat, aber er weiß noch nicht, dass er sich erhängt hat, denn er hat noch nicht danach gefragt.« Ernst betrachtet sie mich.
»Frau Hold, mir ist sehr wichtig, dass Sie hier keine Gespräche über Ullis Tod forcieren, doch ich wünsche mir, dass Sie es auch nicht tabuisieren. Tim soll den Zeitpunkt selbst bestimmen, falls er davon erzählen will, sonst niemand.« Frau Hold greift nach dem Stift, der vor ihr auf einem Block liegt, und dreht ihn zwischen den Fingern hin und her. »Je näher der erste Tag für Tim hier heranrückt, desto unsicherer werde ich«, sage ich und blicke in ihr weiches Gesicht. »Ich habe eine unbestimmte Angst«, spreche ich weiter und wundere mich über meine Worte, »ich habe Angst vor der Welt da draußen, dass ich nicht in seiner Nähe bin, wenn ihm wegen seiner Geschichte Fragen gestellt werden, mit denen er vielleicht nicht zurechtkommt.« Sie nickt sanft mit dem Kopf. »Ich kann ihn hier nicht schützen.« Sie greift über den Tisch, berührt meine Hand: »Ich kann das gut verstehen und ich verspreche Ihnen, ich werde auf ihn achten.« Sie reicht mir ein Taschentuch. »Danke.« Draußen im Garten rennen drei Kinder lachend einem pummeligen Mädchen hinterher. Hannah zieht sich am Stuhl hoch und zeigt mir stolz eine kleine Puppe. Erleichtert nehme ich sie auf den Schoß.
Wir versprechen uns, in Kontakt zu bleiben und uns gegenseitig bei Auffälligkeiten zu informieren. Anschließend bringen wir Ruben nach Hause. »Tim, wie wäre es, wenn wir dir noch eine neue Vesperdose zum Einstieg am nächsten Mittwoch kaufen?«

»Ja, ja, komm, Mama wir gehen gleich eine kaufen.« Er zieht mich über die Straße, wir lachen und rennen Richtung Stadtmitte. Eine gelbe Dose mit Elefant und Maus sucht er sich aus.
Beim Abendessen erzählt er immer wieder von der großen Rutsche im Garten, dem Stuhlkreis, den Spielsachen. »Bist du aufgeregt?«, frage ich. »Nein«, erstaunt schaut er mich an, »ich war doch schon zweimal mit Ruben dort.«
»Ich weiß, aber trotzdem.«
»Nein, Mama, ich freu mich.«
Unsicher betrachte ich sein Gesicht von der Seite. Ist es meine eigene Sorge, die mich ihm nicht glauben lassen will, oder traut er sich nicht, seine Unsicherheit zu zeigen?
In der Dunkelheit sitze ich, den Telefonstecker herausgezogen, auf meinem Balkon und bekomme angesichts der eventuellen negativen Auswirkungen der Wahrheit kalte Füße. Wie werden die Kinder reagieren, wenn er erzählt, dass sein Vater sich umgebracht hat? Was wird er sagen, wenn sie ihn fragen, was sein Vater macht oder warum er ihn nie vom Kindergarten abholt? Selbst im Verwandtenkreis ist es schwierig mit meiner Aufrichtigkeit den Kindern gegenüber: Ich sehe noch die pikierten Blicke meiner Tanten, als sie erfuhren, dass die Kinder wissen, was passiert ist. Nicht nur einmal wurde ich unter dem Tisch gegen das Schienbein getreten, wenn ich in Gegenwart der Kinder weinte oder über Ulli sprach.
Meine Offenheit gegen ihr Tabu – wie das Rennen gegen die verschlossene Schlafzimmertür!
Solange ich in Tims Nähe bin und mitbekomme, was das Tabu mit ihm macht, kann ich eingreifen, ab Mittwoch ... geht er allein hinaus. Leise entweicht mir ein Seufzer und hallt zurück. Vor dem

Urlaub waren wir bei Tims Urgroßmutter, er fragte sie, ob sie auch wisse, dass Ulli nicht mehr leben wollte. Sie überging seine Frage und stellte ihm eine Schüssel mit Schokoladenpudding auf den Tisch. Irritiert schaute Tim ihr hinterher. »Die Uroma will darüber nicht reden«, sagte ich laut, damit er verstand, er nickte und löffelte den Pudding. Mich traf als Strafe ihr Schweigen.
Damals konnte ich ihm helfen, aber jetzt, wenn er allein hinausgeht, welchen Preis muss er für die Wahrheit zahlen? Wie wird er zurechtkommen? Leise trete ich ins Schlafzimmer, die Straßenlampe erhellt sanft den Raum. Da liegt er, zusammengerollt, wie ein kleiner Igel. So verletzlich.
Die Seele wird durch Lügen verwundet, nicht durch die Wahrheit. Behutsam schließe ich die Tür. Das Telefon klingelt. Ich bin total überrascht, es ist Clara, ich habe sie gar nicht gleich erkannt. Vier Jahre ist es nun her, dass wir uns zum letzten Mal gesprochen haben, sie hat von Ullis Suizid gehört und würde mich gerne besuchen. Ich sitze auf meinem Sofa und staune. Sie kommt, schon am Freitag, betroffen war sie, konnte sie mir doch genau erzählen, wie Ulli damals geläutet hatte und sie ihm unsere Tür aufmachte ... Ewig her kommt es mir vor, ewig, und ich bin gespannt, gespannt auf unsere Begegnung.

Der Zug fährt ein. Hektisch suche ich unter all den aussteigenden Menschen nach dem mir bekannten Gesicht.
»Da!« Ihr dunkelrotes Haar, kurz, wie damals. »Clara!« Lässiger Pullover, Jeans, Birkenstock. »Lisa.« Kurz berühren wir uns: »Hallo, und du bist Tim?« Tim nickt. »Gott, ist die noch klein.« Sie greift nach Hannahs Hand: »Hannah.« Hannah legt ihren Kopf auf meine Schulter. Claras Sommersprossen, die hatte

ich vergessen. Tränen füllen ihre Augen, ich drücke ihre Hand. »Komm, lass uns gehen.«

Der Regen hat aufgehört, große Pfützen mitten im Gras des Stühlinger Parks. »Weißt du noch? Damals ...« Sie deutet mit ausgestrecktem Arm zum Spielplatz. »Ja, ich weiß, auf dem Heimweg von der Disco ... es war alles genauso durchweicht.« Sie kichert: »Wir sind über das Gras geschlittert und haben anschließend wie die Wilden geschaukelt, weißt du noch, wie verrückt hat Ulli uns abwechselnd angeschubst.«

Verlassen liegt der Spielplatz vor uns, ich hatte die Szene vergessen. »Er war doch so lebendig, so lebenslustig.« Sie stockt, wendet sich an Tim: »Willst du schaukeln? Ich schubs dich an.«

»Ja!« Tim strahlt und rennt los. Bevor sie ihn anschubst, unterweist sie ihn im Schaukeln, leise muss ich lachen: Stimmt, früher schon hat sie auf der Station immer gerne erklärt, auch wenn man wusste, wie es ging. Tim folgt geduldig ihren Anweisungen. Auf und ab wackelt er mit seinen Fußspitzen. Endlich schubst sie ihn an. »Höher!«, schreit er laut. Ermutigend lache ich Clara zu. Tim genießt in vollen Zügen, Clara lacht. Sie tritt an die Seite, er soll ausschaukeln, da lässt er los, stößt sich ab. Clara schreit auf, Tim landet auf seinen Knien im Sand. Sie reißt ihn hoch, ihr Kopf ganz rot, Tim windet sich frei und rennt zu mir.

»Du kannst doch nicht von der Schaukel springen!«, ermahnt sie ihn vorwurfsvoll und wendet sich dann an mich: »Hab ich mich erschreckt!«

»Entschuldige, ich hatte vergessen, dir zu sagen, dass er immer springt.« Sacht berühre ich ihre Schulter, sie greift nach ihrer Reisetasche. »Ich glaube, ich würde das meinem Kind nicht erlauben, viel zu gefährlich.« Schweigend gehen wir das letzte Stück.

Die Kinder zeigen Clara die Wohnung, im Kinderzimmer höre ich, wie Tim Clara sein Memory zeigt. Zwei Spiele wird sie mindesten spielen müssen.

Viel später als sonst liegen die Kinder in den Betten.

»Uff, ganz schön anstrengend, zwei Kinder!«, stöhnt Clara, fällt aufs Sofa und schaut mich an: »Was ist eigentlich passiert mit Ulli? Ich meine, er war doch so, so offen. So gesprächig, so lustig. Er konnte so ansteckend lachen, mit niemand konnte ich so lachen wie mit ihm.« Leiser fügt sie hinzu: »Ich habe dich damals beneidet.« Mein Lächeln entspannt ihr Gesicht. »Ich kann einfach nicht glauben, dass er nicht mehr leben wollte. Ich kann es einfach nicht.« Sie seufzt: »Es muss eine Kurzschlussreaktion gewesen sein.«

Rauchig schmeckt der dunkelrote Wein. »Das glaube ich nicht«, erwidere ich. Unruhige braune Augen durchforsten mein Gesicht. »Bevor ich an die Ardèche gefahren bin, war ich im Keller, all seine Sachen sind dort gestapelt. Ich habe noch ein Seil entdeckt, ein langes, eins mit einer Henkersschlaufe daran.« Ganz nah zieht Clara ihre Beine an den Körper. »Ein Stück des Balkens unter der Decke war spinnwebenfrei.« Die Adern auf ihren Handrücken schwellen an. »Glaubst du, er stand dort?« Ich nicke. »Ich weiß nicht, ob das Seil mit den vielen Knoten, von dem ich dir erzählt habe, davor oder danach entstanden ist, aber er hat geübt und er hat gewählt.« Leiser setze ich nach: »Er hat entschieden. Leben ist Entscheidung.«

»Kann man so etwas entscheiden?«, fragt sie leise.

»Ja, vielleicht auch nein. Alles ist möglich.«

Ich schließe die Augen, für mich hat er überlegt und entschieden. Draußen hupt ein Auto, ich öffne die Augen, Clara schaut mich

an, räuspert sich und rutscht auf dem Sofa nach vorn: »Sag, hatte er einen Genickbruch?« Verneinend schüttle ich den Kopf und erkenne in ihrem Gesicht mein eigenes erstes Begreifen.
»E r s t i c k t ?« Sie dehnt das Wort, hält sich die Hand vor den Mund. »Oh, mein Gott!« Gedämpft dringen ihre Worte zu mir: »Wie grausam!«
Ich richte mich auf. »Seinen Platz, er hat ihn gewählt, wer weiß, vielleicht sogar mit Bedacht.« Fragend schaut sie mich mit vor den Mund gehaltener Hand an. »Neben ihm stand ein kleines Sofa, wenn er während des Erstickens Panik bekommen hätte … er hätte auf das Sofa flüchten können. Er hat es nicht, er hat sich dem Seil hingegeben.« Ich schließe die Augen, sein Rücken, sein schräger Kopf. »Es muss für ihn eine Erlösung gewesen sein … das beruhigt meine Bilder, meine Träume.«
»Beruhigt!« Hart schlagen Claras Füße auf dem Boden auf. Kerzengerade sitzt sie mir gegenüber. »Beruhigt? Ich finde das entsetzlich!« Sie geht durch den Raum. »Beruhigt«, wiederholt sie erneut. Ich spüre den Puls in meinen Ohren.
»Er hat mir verweigert, seine Diagnose zu erfahren, jetzt sag mir, wer hat sich hier dem anderen entzogen und dadurch Macht ausgeübt? Wie ich hat auch er eine Entscheidung getroffen: Er wollte sterben, ich will leben, ganz, verstehst du?«
Kurz lacht sie auf: »Wenn man krank ist, kann man nicht wählen!«
»Dennoch hat er gewählt, er hat mir die Diagnose verweigert, hat seine Entscheidungen getroffen, ob aus kranker Sicht oder nicht, ich kann darüber nicht urteilen, ich werde seine Gründe nie erfahren und ich glaube auch nicht, dass es mir hilft, wenn ich nach seinen Gründen forsche. Ich konnte nur aus meiner Sicht

heraus handeln. Er wie auch ich haben einander gewählt – ich will, ja ich muss für mich herausfinden, warum dies so kam, damit meine Zukunft anders wird als meine Vergangenheit.«

Clara kaut an ihrem Ärmel, steif sitzt sie auf dem Stuhl am Tisch, dann fährt sie sich mit beiden Händen übers Gesicht: »Ich kann das einfach nicht begreifen, wenn du von ihm erzählst, dann entspricht das nicht meinem Bild von Ulli, vielleicht, weil ich ihn nie verwirrt erlebt habe. Wo, ich meine in welchem Zimmer?«

»Hier.«

Sie springt auf. »Hier?«

»Ja, hier«, flüstere ich. Ihr Blick gleitet die Decke entlang. »Hier stand ein Hochbett, darunter ... nicht von der Decke.«

»Und ihr esst hier?« Ich schlucke, zähle im Innern, bei 95 sagt sie: »Entschuldige. Du musst ja wissen, was für dich richtig ist.«

Ihr Entsetzen lässt mich lange nicht einschlafen. Bin ich nicht richtig? Auf Zehenspitzen schleiche ich in die Küche, trinke Wasser aus dem Hahn, unsicher trete ich ins dunkle Esszimmer, schließe die Augen. Alles ist gut.

Morgens zieht der Kaffeeduft seine Bahnen. Hannah sitzt erwartungsvoll im Hochstuhl in der Küche. Verschlafen kommt Clara in ihrem blauweiß gestreiften Nachthemd aus dem Kinderzimmer.

»Guten Morgen, hm, das duftet!«

Ich greife nach dem Tablett mit unserem Frühstück, an der Esszimmertür räuspert sich Clara: »Du, Lisa, könnten, könnten wir vielleicht hier, in der Küche essen?«

Schweigend verläuft unser Frühstück. Tapsig löffelt Hannah ihr Müsli, eine Portion landet auf Claras Schoß. »Kannst ja wieder bei mir waschen.« Schmunzelnd schaue ich sie an, sie lächelt:

»Na, hoffen wir, dass dann nicht wieder einer klingelt.« Tim schaut zwischen uns hin und her. »Weißt du noch«, meint Clara, »als Ulli Apfelpfannkuchen backen wollte, solche wie die, die man im Sankt Valentin bekommt?«

»Ja, wie die Küche danach aussah!«

»Und er! Aber lecker, lecker waren sie!«

»Oh, ja!«

»Mama, Mama, können wir heute auch Pfannkuchen machen?« Clara und ich schauen uns an. »Ja, warum nicht!«

»Juhuu!«, schreit Tim. Klatsch, landet Hannahs Löffelinhalt neben meinem Teller.

Zum Lebensmittelladen machen wir einen kleinen Umweg: unser altes WG-Haus, von außen hat sich nichts verändert.

»Hast du noch Kontakt zu jemand?«, fragt Clara.

»Nein, du?«

»Ja, zu Max aus der WG über eurer, er lebt jetzt in Hamburg. Ab und an treffen wir uns. Von ihm habe ich auch von Ullis Tod gehört, irgendjemand hat ihm erzählt ... du weißt ja.« Hier hat alles begonnen, denke ich, und dort, am anderen Ende der Straße, hat er es beendet.

Mittags versucht Tim sich beim Apfelschälen, unvermittelt sagt Clara: »Ich würde gerne auf den Friedhof gehen.« Der Schneebesen gleitet durch die Teigmasse, zäh klebt sie am silbernen Gestänge. Mitten in der Schüssel lasse ich ihn los. »Ich war schon eine ganze Weile nicht mehr dort.« »Warum?« Ich zucke mit den Schultern, Clara stellt sich vor mich, legt mir beide Hände auf die Schulter: »Du kannst dort mit ihm reden! Ihn alles fragen.« Der Schneebesen kippt an den Rand, ich winde mich aus ihrem Griff, erwische den Besen, bevor er versinkt. »Ich, ich wäre mehr

dort als hier«, flüstert sie. Unendlich zäh erscheint mir der Teig.
»Wenn du gerne gehen willst, gehe ich selbstverständlich mit«, sage ich zu ihr.

»Was glaubst du? Will er dort sein, wo er jetzt ist?«, fragt mich Clara, während wir über den Friedhof gehen.
»Woher soll ich das wissen?« Freundlich grüßen uns zwei alte Damen, die eifrig, mit Schaufel und Gießkanne bewaffnet, zu ihren Männern eilen. Ich will noch nicht meine Tage hier verbringen, denke ich und nehme die letzte Abzweigung, Clara deutet fragend auf das frische Kreuz zwischen den alten Grabsteinen. Ich nicke. Schweigend bleiben wir stehen. Clara kniet nieder und rupft die vertrockneten Blätter und Blütenstängel ab. »Es braucht Pflege ...«, meint sie und schaut zu mir hoch, »und es braucht dringend eine Umrandung.« Mein Blick gleitet über Ullis Umfeld. Sein rechter Nachbar: eine graue Minimauer, der Linke: gestutzte Buchsbüsche, daneben: eine Steinplatte. Seufzend blicke ich über die Gräber und schließe die Augen. Wenn schon, dann etwas von uns, etwas Farbiges. »Steine, Flusssteine, die könnte ich mit den Kindern bemalen, bunt!« Clara zieht ihre Augenbrauen zusammen. Ich wende mich ab: »Tim, was hältst du davon, wenn wir Steine für Ullis Grab bemalen?« Mit großen Augen schaut er mich an und nickt. »Darf ich drauf malen, was mir gefällt?« »Aber sicher.«
Clara räuspert sich: »Also, wenn die schön bemalt sind, könnte das durchaus ...«
»Kommt, das ist doch wunderbar, dass du gerade da bist, Clara, du kannst uns helfen, Steine aus der Dreisam zu fischen.« Tim rennt los, ich will ihm folgen, Clara hält mich zurück: »Also, du musst schon gleich große Steine nehmen ...«

Ich entziehe ihr meinen Arm, lächle sie an: »Ulli hätte das bestimmt gefallen.«

Auf dem Weg zum Fluss fragt Clara: »Warum hast du ihn nicht in die Psychiatrie gebracht, wieso kam er in die psychosomatische Klinik, ich meine, das war doch irgendwie falsch.«

Wieso habe ich nicht ... »Clara, weil ich nicht mehr konnte – weil er einen Psychologen hatte, der zu mir sagte, dass es verantwortungslos sei, wenn Ulli stationär ginge – weil mein lieber Ulli mit 18 in der Psychiatrie war und unter keinen Umständen dorthin zurückwollte und sich geschworen hatte, nie wieder Psychopharmaka zu nehmen – weil ich einen Hausarzt hatte, der mir mitteilte, dass die einzige Möglichkeit, ihn aus dem Verkehr zu ziehen, die ist, dass er freiwillig irgendwo hingeht.« Ich spüre meine roten Wangen, bleibe einen Moment stehen. Schnurgerade fließt die Dreisam aus der Stadt hinaus. »Ich habe mir keine weiteren Gedanken gemacht, ich war erst einmal erleichtert, dass er versorgt war. Damals, also einige Wochen nach seiner Beerdigung, war ich noch einmal in dieser Klinik, bei seinem Arzt, wir hatten ein längeres Gespräch. Ich wollte, dass er Verantwortung übernimmt, schließlich hatte er mit Ulli kurz vor jenem Sonntag noch ein Gespräch geführt. Tja, ›Keine Anzeichen auf Suizidalität, und Sie werden es schaffen, das Leben!‹, hat er mir zum Abschied gesagt. Schön, dass er das weiß!«

Clara schaut mich an, nickt: »Dennoch, ich glaube, die haben Fehlentscheidungen getroffen.«

»Wir wissen es einfach nicht. Dieser Arzt – in den Paarsitzungen fand ich ihn distanziert und blöd, doch in diesem Gespräch war auch er plötzlich ein Mensch.« Ich muss lachen: »Ich weiß, das hört sich komisch an, dennoch, jeder hat aus seiner Warte das gegeben, was möglich war. Entschieden hat am Ende Ulli.«

»Mama, hier sind ganz viele Steine.«

»Wir kommen.«

Erschöpft, aber zufrieden sitze ich an diesem Abend mit Clara in der Küche. Ein Waschkorb voller Steine steht im Flur. Ich werde einen Regenbogen auf einen Stein malen. Genüsslich nippe ich an meinem Tee. Falten legen sich auf Claras Stirn. »Hast du nichts gemerkt, ich meine, nachdem du ihm gesagt hast, dass er nicht mehr zurückkann, ich meine ...« Lange betrachte ich ihr rundes Gesicht, sie weicht mir aus. »Nein, ich habe nichts gemerkt. Wenn ich mir die Bilder zurückhole, dann hätte es vielleicht etwas geben können, was mich wachsamer gemacht hätte.« Hätte, hätte, hätte, denke ich und stehe auf: »Ich konnte es nicht.«

»Tut es dir denn leid, dass du ihn rausgeschmissen hast?«

Ich kehre ihr den Rücken zu und schaue durch die Balkontür auf meinen kleinen Balkon. Eng ist er und grau, doch rot der Miniblechtisch, mein Farbtupfer. »Ich würde diesen Satz wieder sagen.«

Schweigen. Irgendwann höre ich ihren Stuhl über den Boden scharren, dann das Klirren der Tasse auf der Spüle. »Gute Nacht.«

»Gute Nacht, Clara.«

Die Kinderzimmertür fällt ins Schloss.

Clara fährt am nächsten Morgen nach Hause, wir begleiten sie zum Bahnhof, sie steigt ein, der Zug fährt ab, Tim rennt nebenher. Als er zurückkommt, fragt er: »Kommt Clara uns wieder mal besuchen?«

»Nein, Tim.«

Am Nachmittag liegen die Steine gewaschen auf dem Tisch. Bewaffnet mit Farben und Pinseln tragen wir Schicht für Schicht auf. Hannah ist die Kleckskönigin. »Schau, Mama, meiner ist blau, blau wie der Himmel!«, ruft Tim.

»Schön, der ist wirklich ganz arg schön!« Punkte, Streifen, Marienkäfer, Regenbogen! »Dem Ulli gefällt das bestimmt, oder, Mama?« Konzentriert schaut er auf seinen Stein, taucht in die Farbe, immer und immer wieder. Wann hatte er aufgehört, Papa zu sagen? Ich kann mich nicht erinnern. Er schaut mich an, ich lächle: »Es gefällt ihm bestimmt.«

Nachmittags transportieren wir voller Tatendrang die Steine in einer Schubkarre ans Grab. »Also, Kinder! Die Steine werden die Grabumrandung! Okay?« Eifriges Nicken. Unter meinem Kommando versuchen Tim und ich, die Steine so zu platzieren, dass es einer Umrandung ähnelt.

In der Zwischenzeit dekoriert Hannah das Grab mit den Kieselsteinen des Weges. Die Steine aus der Dreisam sind teilweise zu klein, ihre Wirkung, so aneinandergereiht, neben dem Dauergrün, nicht ideal. Mit jeder Umschichtung schwindet meine Energie. Hannah beginnt, die Wegkiesel zu essen. Clara hatte recht, groß, gleich groß sollten sie sein, nichts bekomme ich ordentlich hin. Auch Tims Eifer verebbt zusehends. Vielleicht wäre eine ordentliche Umrandung doch angebracht. »Mama, ich muss Pipi!« Auch das noch! Die Toiletten befinden sich am anderen Ende des Friedhofs. Mit einem Blick verschaffe ich mir Übersicht, niemand in unserer Nähe. »Freie Bahn! Schnell, Tim! Hinter dem Kreuz kannst du ins Gebüsch pinkeln.« Erschöpft wische ich mir, mitten auf dem verwüsteten Grab stehend, den Schweiß von der Stirn. Tims entsetzter Schrei lässt mich aufschauen: Er hat sich gedreht, er pinkelt gegen das Kreuz, unfähig, die Richtung zu ändern, starrt er mich mit weit aufgerissenen Augen an. »Nein!«, mir ist zum Heulen, gleichzeitig aber auch zum Lachen. Der Strahl verebbt, verlegen stapft er, die Hose mit den Händen haltend, auf mich zu: »Ich wollte, ich wollte nur schauen, ob du noch da bist ...«

»Ist nicht schlimm, Tim, das kann jedem passieren!« Verlegen huscht ein Lächeln über sein Gesicht.

Im Augenwinkel nehme ich Hannah wahr und rette mit einem Hechtsprung die rote Blüte des Nachbarn vor der Vernichtung. Erschöpft sinke ich zu ihr auf den Boden. »Du sollst doch keine Blüten abrupfen!«

Unbeeindruckt zieht sie sich an meiner Schulter hoch. Auf wackeligen Beinen stehend schaut sie mich mit klaren Augen an, dann lässt sie mich los und steht freihändig vor mir. Begeistert klatscht Tim in die Hände: »Sie ist alleine gestanden, Mama!«

»Ja, meine Güte, bist du ein großes Mädchen!« Sie strahlt übers ganze Gesicht.

»Mama, komm, wir legen die Steine einfach so aufs Grab, ist doch blöd, so am Rand!«

»Du hast recht, Tim!«

»Kommt, das machen wir zu dritt.« Mit unglaublicher Geschicklichkeit schaffen wir drei ein kunterbuntes, schönes Chaos. Die angetretenen Pflanzen werden sich erholen oder ersetzt. Stolz wischen wir unsere erdverschmutzten Hände an den Hosenbeinen ab und bewundern unser Werk. Käfer, Kleckssteine in allen Größen, ein Regenbogen. Hannah zieht sich an meinem Bein hoch, lässt los und klatscht in die Hände. Lachend klatschen wir mit.

Statt Steinen sind auf dem Rückweg zwei glucksende Kinder in meinem Schubkarren.

Es ist dunkel geworden, die Straßenlaterne schickt ihr schummriges Licht durch die Vorhänge ins Esszimmer. Es läutet, verwundert schaue ich ins Treppenhaus. Freya winkt mit einer Strauchrose: »Schön, dass du wieder da bist, ich dachte, ich komm jetzt kurz vorbei und sehe nach dem Rechten!«
»Genau das hat mir gefehlt.« Lachend fallen wir uns um den Hals.
»Balkon oder Sofa?«
»Sofa.«
»War Tim jetzt schon im Kindergarten?«
»Nein, übermorgen geht es los.«
Freya greift nach dem Gedichtband, der aufgeschlagen auf dem Sofa liegt.

»Lies mal: ›Wollen wir von Vögeln lernen‹, im letzten Abschnitt.«
»Das ist wirklich schön«, seufzt sie. »Lernt man das in einer Therapie, fliegen?«
»Ich lerne gerade mal gehen.«
Sie lacht und hebt die Teetasse hoch: »Das kommt wohl davor!« Sie schaut mich an: »Nein, Spaß beiseite, hilft dir das? Was geschieht da?«
Langsam schwenke ich den Tee in meiner Tasse. »Es ist wie mit dem Tee, ich bin der Tee und suche den Weg raus, die Tasse ist all das, was mich prägt ...«
»Super, wenn der Tee rauskommt, verschwindet er.«
»Okay, das Beispiel ist vielleicht nicht optimal, aber du hast gefragt, was dort geschieht, und, wie soll ich sagen, ich versuche, dort herauszufinden, ob ich tatsächlich Tee bin oder ob mir die Tasse zu eng ist oder ...«

Freya grinst: »Ein Beispiel, bitte!«
»Okay, Clara war ja zu Besuch.« Freya nickt und verdreht die Augen. »Ich glaube, früher hätte ich ihre Vorstellung von Trauer, von Friedhof, von Ulli als das Richtige angesehen und mich selbst infrage gestellt, das habe ich jetzt auch, aber viel, viel abgeschwächter. Schau, auch im Urlaub, mit Jutta, dieses Ringen in mir, was ich will ...«
»Du meinst, heimfahren oder mit ans Meer fahren?«
»Ja, Tim hat mir geholfen, er wurde krank; bei Clara habe ich eine Grenze gezogen, ohne Tims Hilfe.« Ich zwinkere ihr über den Tisch zu.
Freya schmunzelt: »Ja, aber ich hätte damit kein Problem.«

»Du hast wahrscheinlich andere Themen, die nicht minder schwierig sind. Für mich ist im Moment einfach wichtig, herauszufinden, was tatsächlich meins ist. Also, ob die Stimme oder nenne es: der Gedanke, den ich zu etwas habe, wirklich meiner ist oder vielleicht der meiner Mutter, meines Vaters ...«
»Herausschälen, was tatsächlich das Eigene ist?«
Ich nicke und nippe am Tee.
»Jetzt ist er zu dir zurückgekommen.«
»Bitte?«
»Na, der Tee ...« Schmunzelnd hebt sie ihre Tasse.
Freya ist gegangen, im Dunkeln sitze ich auf meinem Balkon. Die Stangenbohnen, die ich in die Balkonkästen gesetzt habe, winden sich um die Schnüre, leise rascheln die Blätter. Als Kind, als Kind konnte ich fliegen ... mein Zimmer hatte einen Balkon ... ich war sechs oder sieben Jahre alt, als ich jede Nacht davonflog. Alles war real, alles war wahr, ich stand auf der Balustrade, breitete die Arme aus, ließ mich einfach fallen. Juhuuu, juhuuu! Lautlos

trug der Wind mich auf seinen Wellen fort. Immer höher, immer weiter. Mir lag das Dorf zu Füßen. Klar und hell die Dunkelheit für mich. Irgendwann kam immer der kühle Sog, ich musste zurück. Im Zimmer des kleinen, grünen Drachens, der von der Decke hing, schlug ich jeden morgen die Augen wieder auf, ich spürte noch den Wind auf meiner Haut und die Nachtkühle unter meiner Decke. Das Erleben war so wahr wie der kleine grüne Drachen in meinem Zimmer. »Mama, ich muss dir was verraten.« Mutter lächelte und klopfte einladend mit den Handflächen auf ihre Oberschenkel: »Komm, erzähl mir.« Mit einem Satz landete ich auf ihrem Schoß. Geübt bändigte sie meine Haare zu einem Zopf. »Ich will keinen Zopf!« Sie lachte und strich das Ziepen mit ihren Händen fort. »Komm, erzähl!« In ihren Augen das Lächeln, das ich so an ihr liebte. Aufgeregt flüsterte ich in ihr Ohr: »Ich kann fliegen, Mama. Jede Nacht. Immer. Fliegen, ganz hoch!« Sie hielt mich an den Schultern vor sich, amüsiert schaute sie mir ins Gesicht: »So, so, das ist aber nichts Besonderes, das kann jeder und es ist nicht wahr, es ist nur ein Traum.« Sie drückte mich an ihre Schulter, warm und lieblich ihr Geruch, leise fielen meine Worte über ihren Rücken: »Aber, aber ich, ich fliege … in echt!« Sie streichelte meinen Rücken. »Nein.«
Was würde ich Tim sagen? Schwere in meinen Gliedern. Ich will ihm seine Träume lassen.

Es ist so weit, Tims Rucksack, gefüllt mit Vesper und etwas zu trinken, steht an der Tür. Nachdem ich ihm die Schuhe gebunden habe, greift Tim danach und versucht, ihn auf den Rücken zu bekommen. Ich will ihm helfen. »Mama! Ich kann das alleine.«

»Entschuldige.« Schweigend gehen wir nebeneinander Richtung Kindergarten, aufgewühlt schaue ich zwischen dem Bach, der nach dem Regen von gestern heute gurgelnd fließt, und Tim hin und her. Ich muss ruhig sein, meine Aufregung beherrschen, ich sollte doch stark sein, sollte ihn doch unterstützen. Tief atme ich ein und langsam wieder aus, da ergreift Tim meine Hand, wir schauen uns an und bewältigen den Rest des Weges gemeinsam. Erst, als wir den Kindergarten in Sichtweite haben, lässt er meine Hand los, kurz darauf öffnet er die Glastür. Etwas abseits bleibe ich stehen, Frau Hold begrüßt ihn herzlich, Ruben hüpft von einem Bein aufs andere. Ein Tränenknoten wächst in meinem Hals. Jetzt sei nicht so albern, er geht doch nur in den Kindergarten! Plötzlich rennt er auf mich zu, drückt sich an mich. Ich halte ihn, er mich. »Du kannst mich jederzeit anrufen, wenn es dir zu viel wird, versprochen!«, flüstere ich in sein Ohr. Zart huscht ein Lächeln über sein Gesicht.

Wie üblich kämpft er mit den Hausschuhen. Falscher Fuß, denke ich und verkneife mir mit Mühe meine Zurechtweisung. Er lacht, schaut auf: »Verkehrter Fuß, Mama!«

»Ja, da hast du recht.«

Frau Hold kommt, unser Lachen verebbt. »Bist du bereit?« Seine Oberlippe zittert leicht, am liebsten würde ich ihn schnappen und mit ihm davonrennen, irgendwohin, wo es keine Trennung, keinen Schmerz gibt. »Komm, Tim! Ich zeig dir alles!« Frau Hold streckt ihm ihre Hand entgegen, er schaut mich an, geht.

Längst sind sie im Gruppenraum verschwunden, Hannah zappelt im Tragetuch. »Entschuldige, du hast ja recht, wir gehen.« Energisch öffne ich die Tür und verlasse strammen Schrittes das

Areal. An der Biegung drehe ich mich um, von Tim keine Spur, erleichtert wische ich mir übers Gesicht.
Wir treten ein in ungewohnte, ungeteilte Hannah-Mama-Zeit, die nun zur Verfügung steht. Bauklötze, Kinderbücher, Staubsauger, leise schleicht sich das Genießen ein. Als Hannah ihren Vormittagsschlaf hält, ist sie plötzlich da: die Zeit für mich. Was mache ich jetzt? Schlafen? Lesen? Telefonieren? Wäsche? Ich bleibe einfach sitzen.

Ich kämpfe mich durch unsere Kreditverträge, Rentenanträge und Sozialhilfebescheide. Morgen habe ich den Termin bei der Bank, zu dem ich, wenn möglich, alle Unterlagen mitbringen soll. Mein Kontozustand ist verheerend, ich kann es nicht mehr vor mir herschieben, eine Lösung muss gefunden werden. Hannah hangelt sich wackeligen Schrittes an der Wand entlang. Stolz strahlt sie mich an.
Tim kommt in die Küche. »Mama?«
»Ja?«
»Wie bringt man sich um?« Man liegt tot im Bett und alle weiteren Fragen wären im Keim erstickt, schießt es mir durch den Kopf. Hannah hält sich an Tim fest und lacht. Ohne sie anzuschauen, legt er seine Hand auf ihre Schulter. Mein Hals schnürt sich zusammen, fein säuberlich lege ich die vor mir liegenden Blätter übereinander. Er rührt sich nicht.
»Okay, Tim, es gibt verschiedene Möglichkeiten, wie man sich das Leben nehmen kann.«
Hannah lässt ihn los, geht in die Knie und krabbelt hinaus.
»Sich erschießen ist eine Möglichkeit oder sich vor den Zug legen.« Nervös sortiere ich die Blätter neu, Tims Blick klebt an

mir. »Man kann aber auch viele Tabletten schlucken oder aus dem Fenster springen, man kann sich auch erhängen.« Habe ich alles gesagt? »Mit dem Auto gegen einen Baum fahren oder vom Dach eines Hauses springen. Das sind alle Möglichkeiten, die mir gerade einfallen.« Mehr hat er nicht gefragt, denke ich, mehr werde ich nicht antworten. Er nickt und verlässt die Küche. Am liebsten würde ich ihm hinterherrennen, ihn halten – fest, fest, um ihn vor dem Leben zu schützen. Unvermittelt steht er wieder vor mir: »Mama, und mit dem Messer?«
»Oh, ja! Das habe ich vergessen.« Wieder ein leichtes, stilles Nicken.
Die Blätter auf dem Tisch haben ihre Bedeutung verloren, achtlos schiebe ich sie in den Umschlag. Leise trete ich an seine offene Tür, klopfe. »Darf ich reinkommen?« Er nickt, ich strecke meine Arme aus, er kommt, ich darf ihn hochnehmen. »Tim, ich bin immer, immer für dich da.« Er vergräbt sein Gesicht an meinem Hals. Wir halten uns, ich ihn, er mich. Er lässt mich los, ich setze ihn ab, gehe hinaus, der Schalter seines Kassettenrekorders klackt, in der Küche höre ich ihn singen: »Das sind Bibi und Tina mit Amadeus und Sabrina, sie reiten geschwind, so schnell wie der Wind, weil sie Freunde sind ... weil sie Freunde sind.«
Es ist lange her, dass wir mit dem Banksachbearbeiter Herrn Klein über unsere finanzielle Situation gesprochen haben. Ulli, damals noch tatkräftig, hatte mich überzeugt, für unseren Umzug ins Elsass einen Kredit aufzunehmen. Er war voller Ideen, wie wir unser Leben als Studenten und Eltern bald zweier Kinder gestalten würden. Wir teilen alles! Selbstverständlich unterschrieb ich den Kredit von 10.000 DM mit.

Abgehetzt und dennoch zu spät betrete ich mit der unleidigen Hannah die Bankfiliale und stehe vor lauter weißen Trennwänden. Hinter einer dieser Wände hatten wir den Vertrag unterschrieben. Aber hinter welcher? Hannah will auf den Boden, ich versuche, sie aus dem Tuch zu bekommen. »Frau Meyerfeld!« Schwungvoll drehe mich in Richtung der Stimme und sehe, wie der kleine Mann meinem Ellbogen mit zwei strauchelnden Schritten nach hinten ausweicht. Sein überraschter Gesichtsausdruck bringt mich unweigerlich zum Lachen. »Entschuldigung!«, rufe ich, verzweifelt bemüht, mein Lachen und die zappelnde Hannah im Zaum zu halten. »Das war aber knapp«, sagt er freundlich und reibt sich das Kinn.

»Ich schwöre, das war keine Absicht!« Schmunzelnd reicht er mir die Hand. »Guten Tag, folgen Sie mir bitte.« Hinter seiner Wand bittet er mich, Platz zu nehmen. Endlich kann Hannah auf den Boden, er bückt sich und zieht unter seinem Schreibtisch eine kleine Kiste mit Holzklötzen hervor. Hannah strahlt. Erleichtert greife ich nach den Papieren. Er hüstelt, ich schaue auf, in seinem Gesicht eine mir unheimliche Ernsthaftigkeit. Mit beiden Händen halte ich mich an den Unterlagen fest. Erneut streckt er mir die Hand entgegen, dieses Mal zögere ich. »Herzliches Beileid, Frau Meyerfeld!« Erleichtert überlasse ich meine Hand seinem mitfühlenden Händedruck, er hat nicht gemeint, dass er mir mein Konto sperrt, ich bin erleichtert. »Danke.« Er sortiert geschäftig wichtige Papiere auf seinem Tisch, unvermittelt schaut er mich an, leichte Röte überzieht seine Wangen. »Stimmt es?« Irritiert lege auch ich meinen Papierstapel neben seinen. »Stimmt was?« Jetzt wird er rot und ich begreife. »Ja. Er hat sich umgebracht. Unter dem Hochbett erhängt.«

»Mein Gott!«, entfährt es ihm aufrichtig. »Das tut mir so leid. Für Sie!«
Sein Mitgefühl geht mir unter die Haut, ich ergreife den Stapel und sortiere die Blätter neu.
In aller Ruhe erklärt er mir meine Möglichkeiten, bietet mir an, mit der Abzahlung der Schulden zu warten, bis ich wieder voll arbeiten kann. Doch das will ich nicht, ich will sie tilgen, wenn auch in kleinen Schritten.
Hannahs Müdigkcitsgequengel bringt ihn nicht aus der Ruhe, mir jedoch zerrt es gewaltig an den Nerven. Rauf auf den Schoß, wieder runter, während er mir Zinsmodelle erklärt. Hannah weint, wieder rauf auf den Schoß. Ich begreife, dass er den Ermessensspielraum der Bank bis aufs Äußerste für mich nutzt. Hannah wieder runter. »Also, ich denke, 50 Mark im Monat abzuzahlen müsste möglich sein«, sage ich. Hannah will wieder hoch, ein Blick auf die Uhr bestätigt, wir sind weit über ihre Vormittagsschlafzeit.
Sie grabscht mir ins Gesicht, rutscht hin und her, ich stecke ihr den Schnuller in den Mund.
»Witwenrente?«
»Habe ich beantragt, schon vor fünf Monaten.« Hannah spuckt den Schnuller aus, schreit, ich stehe auf, gehe mit ihr auf dem Arm hin und her. »Die Berechnung kann manchmal ganz schön lange dauern«, höre ich ihn sagen. »Noch fünf Minuten, Hannah!«, zische ich. Doch mein pädagogisch wertvoller Satz erreicht das Gegenteil: Sie schreit und will vom Arm runter. Herr Klein lächelt verlegen, steckt mir meine Unterlagen in die Tasche, begleitet mich zur Tür. Hannah schreit lauter. »Wir gehen ja!«, schnauze ich sie an. Mitleidig nickt Herr Klein mir zu. Dann sagt er durch

ihr Gebrüll hindurch, dass ich doch versuchen solle, Kleidergeld beim Sozialamt zu beantragen, er sei überzeugt, ich hätte einen Anspruch darauf und bekäme so einen kleinen Puffer. Seine Worte fallen in mein rechtes Ohr, das linke ist voll mit Hannahs Geschrei. »Danke!«, schreie ich ihm zu. »Alles Gute!«, ruft er mir hinterher, als ich zum Auto haste.

Hannah wehrt sie sich gegen das Anschnallen, ich bin stärker und stecke ihr den Schnuller in den Mund, schlage die Schiebetür ins Schloss, fluche vor mich hin. Kaum losgefahren, liegt der Schnuller mitten im Wagen, unerreichbar für sie, unerreichbar für mich. »Das hast du ja super hinbekommen!«, brülle ich durch die Distanz. Ihr Gesicht knallrot, zornig holt sie Luft, schreit weiter. Nur Sonntagsfahrer unterwegs, ich schlage auf die Hupe, ein Mann am Fahrbahnrand schüttelt den Kopf. »Sei ruuhiiig!«, schreie ich nach hinten. Für den Bruchteil, den das Gehirn braucht, um die Worte zu begreifen, herrscht fassungslose Stille, dann schreit sie atemlos rotzend weiter. Endlich der Parkplatz. Wütend trete ich auf die Bremse, die Gurte greifen. Ich schnappe nach meiner Tasche, reiße die Schiebetür auf. Hannah sieht mich und sieht rot. Sie will auf keinen Fall raus aus dem Sitz. Wieder das gleiche Spiel, sie wehrt sich mit all ihren Möglichkeiten. Ich packe das steife Kind und stolpere nach Hause.

»Das arme Kind«, höre ich eine alte Frau sagen. Halt die Klappe, denke ich, und im selben Moment explodiert meine Scham durch die Wahrheit ihrer Worte. Meine Wut zerfällt, ich kann Hannah kaum noch tragen, atemlos schleppe ich uns in die Wohnung und sacke auf dem Stuhl zusammen. Steif sitzt Hannah auf meinem Schoß, wutverzweifelt ihre tiefseedunklen Augen. Aus tiefstem Herzen entweicht ihr ein Schluchzer. »Verzeih«, flüstere

ich, »Mama war richtig scheiße.« Steif betrachtet sie mein Gesicht. Nie wieder kann ich das gutmachen, unsicher berühre ich ihren Arm, nicht noch mal Grenzen übertreten. Sie schluchzt, ihr Körper zittert, langsam weicht ihre Anspannung. Vorsichtig streichle ich ihre kleine Hand. Tränenverschmiert schaut sie auf unsere Hände hinab: »Verzeih, ich, ich weiß nicht, warum ...« Das freundliche Wasserblau kehrt in ihre Augen zurück. »Ich liebe dich, immer.« Zögernd beugt sie sich an meine Schulter, ihr Seufzer durchdringt all meine Schichten. Nie mehr, nie mehr, egal, was geschieht, schwöre ich mir.
Bald darauf liegen wir eng aneinandergekuschelt im Bett.
Ohne Wecker hätten wir Tims Abholzeit verschlafen.

Ich habe Lust auf ein Sonntagsessen, panierte Schnitzel, Pommes und Salat. Tim jubelt und deckt den Tisch mit Servietten und Gläsern, aus denen er sonst nur zu Weihnachten trinken darf. Feierlich stelle ich die Kerzen auf den Tisch. Hannah macht sich einen Spaß daraus, die Servietten vom Tisch zu ziehen, spielend ernst schimpft Tim sie aus. Lachen hallt in allen Räumen.
»Rahmsoße oder Ketchup?«
»Rahmsoße, Mama, Rahmsoße!« Er kommt mit Hannah an der Hand in die Küche, über das ganze Gesicht strahlt meine Kleine vor Stolz. »Mama, bald kann sie alleine laufen.« »Ja, das glaube ich auch.« Gemeinsam zotteln sie davon. Warmes Glück schwappt hin und her, während ich in der Rahmsoße rühre.
»Mama?«
»Ja?«
»Ulli lag tot im Bett, oder?«

Nicht jetzt!, denke ich. Mit einem Ja wäre das Sonntagsessen gerettet und das Thema vom Tisch. Langsam drehe ich das Gas aus, gehe in die Hocke. Tim tritt einen Schritt zurück. »Nein, Tim. Er lag nicht tot im Bett.«

»Soll ich den Salat rübertragen?« Ich nicke, er greift nach der Schüssel, trägt sie fort und kommt nicht wieder. Dumpf hängt die Frage nach dem »Wie« über meinem Essen. Tim langt herzhaft zu und erzählt vom Klettern im Kindergarten, einem Mädchen namens Sofie mit schokoladenfarbener Haut, mit dem er sich gerne verabreden würde. Ich höre zu, verstehe nichts, in meinem Kopf nur eine Frage: »Wie, Mama?« Er stellt sie nicht, nicht beim Essen, nicht beim Gute-Nacht-Sagen, er schläft einfach ein.

Mutter hat uns für nachmittags zum Kaffee eingeladen, ich will einen Kuchen backen und mache mich auf den Weg zum Laden an unserer Ecke. Mutters Stimme war geschwächt, die Chemotherapie hat nicht den Erfolg gebracht, den sie erhofft hat. Sie tut mir so leid, wenn sie atmet und ich höre, dass ihre Luft nicht ausreicht. 14 Jahre kämpft sie nun schon gegen den Krebs, ich weiß nicht, ob ich dieses Auf und Ab so gut wegstecken könnte wie sie. Wegstecken ... verstecken ... verbergen ... das ist ihr Überleben. Für mich ist es anders. Hannah dreht sich im Buggy um, zu langsam kommen wir für ihren Geschmack voran. Ich bin anders, ich muss reden ... herausfinden ... aufdecken ... entdecken ... Ich blinzle gegen das Sonnenlicht. So verschieden unser innerster Mechanismus. »Lisa! Lisa!« Desorientiert wische ich mir über die Augen, drehe mich um: »Miriam!« Einen Moment betrachten wir uns unsicher, dann nimmt sie mich in den Arm. »Ich wollte schon so lange ... ja, wenigstens mal anrufen.« Ihre

Unsicherheit rührt mich. Miriam hat mit Ulli studiert. Verlegen schaut sie mich an, dann auf die Uhr: »Schade, ich habe keine Zeit, ich muss Moritz in die Krabbelgruppe bringen, habe heute noch ein wichtiges Seminar.« Moritz sitzt in seinem Buggy, er ist nur wenig älter als Hannah. »Klappt das mit Studium und Kind?«, frage ich neugierig. Sie lächelt: »Mittlerweile klappt es wieder!« Sie schaut in mein fragendes Gesicht: »Ich habe mich von Moritz' Vater getrennt, bin nun alleinerziehend, aber so langsam, wie gesagt, gelingt es mir ganz gut. Eigentlich ist es hauptsächlich eine Frage der Organisation. Die Fachhochschule hat eine Krabbelgruppe, die sich nach den Stundenplänen richtet. Das ist super, ohne das hätte ich keine Chance.« Sie drückt meine Hand: »Mach es gut!«, und hastet davon.

Eine Frage der Organisation ... im Edeka angekommen, dauert es eine Weile, bis mir wieder einfällt, dass ich Eier und Butter kaufen wollte.

Nachmittags sitzen die Kinder gut gelaunt im Bus, der Kuchen auf dem Beifahrersitz war etwas zu lange im Ofen, die Sonne scheint, der Wald, durch den wir fahren, verfärbt sich langsam in ein mildes Gelb.

»Mama?«

»Ja?«

»Wie hat Ulli sich umgebracht?«

Unsere Blicke treffen sich im Spiegel. Doch nicht hier, doch nicht jetzt, wo du so weit von mir entfernt bist! Die Ampel schaltet auf Rot, zwischen ihr und Tim irrt mein Blick. Ich kann ihn gar nicht halten, wenn die Wahrheit ihn trifft. Hinter mir hupt es. Er hat sich diesen Moment ausgesucht, ich gebe Gas, biege auf die Schnellstraße ein. »Tim! Ulli hat sich aufgehängt, mit einem Seil.«

Kurz treffen wir uns im Rückspiegel. »Er hat sich für das Seil entschieden, er ist erstickt.« Bohrend pocht der Puls in meinem Kopf. Tims Blick verliert sich in der Ferne. Endlos erscheint mir die Fahrt, erst als der Bus rüttelnd vor Mutters Haus zur Ruhe kommt, treffen sich unsere Blicke im Spiegel wieder.
»Mama, was hast du denn?«
»Ich würde dich so gerne in den Arm nehmen.«
Er lächelt und ich glaube, Sehnsucht in seiner Stimme zu hören: »Komm doch, Mama!« In Windeseile erreiche ich die Schiebetür. Für einen Moment berühren sich unsere Hände an der Scheibe, dann reiße ich die Tür aus ihrem Schloss. Mit einem Satz springt er in meine Arme. Nichts bewegt sich, außer der Liebe, die uns umhüllt.
Still sitzt Hannah, beobachtet uns aus klaren Augen. Ich befreie sie aus ihrem Sitz, da drückt sie mich ganz fest.
Niemals werde ich denken, du bist zu klein, um zu fühlen, und zu klein, um mit dem Herzen zu verstehen. Niemals. Das verspreche ich!
Mutter freut sich, schließt uns in die Arme, liebevoll hat sie den Tisch gedeckt, einen kleinen Teller für Hannah, einen kleinen für Tim, Blumen und brennende Kerzen. Ihr Gesicht gezeichnet vom Gift, das ihr zerbrechlicher Körper immer und immer wieder ertragen muss. Tim zeigt ihr, wie gut Hannah an seiner Hand gehen kann, voller Begeisterung springt Mutter auf und klatscht in die Hände. Sie wird nicht erleben, wie Hannah groß und ich alt werde.
Mutter schaut mich an, Falten bilden sich auf ihrer Stirn: »Was ist?« Hin- und hergerissen zwischen der Liebe und dem Wissen, dass wir uns nie begegnen können, schweige ich und weine. Ich bin

traurig, traurig, dass es uns nicht gegeben war, einander zu verstehen. Darüber vergieße ich meine Tränen an ihrer Schulter.
»Kind, für dich wird bestimmt alles gut.« Ich halte ihre Hand, sie lässt mich los, beißt in den trockenen Kuchen. »Nicht schlecht«, sagt sie, lacht und setzt hinterher: »Du musst mehr Eier nehmen.«

TIM KOMMT AUS DEM KINDERGARTEN und legt mir einen Zettel auf den Tisch. Fragend schaue ich ihn an. »Das ist Sofies Nummer und sie hat heute Zeit. Ihre Mama hat auch nichts dagegen, wenn ich komme. Bitte sag ja!«
»Klar kannst du gehen.«
»Wir sollen noch Bescheid geben, hat Sofies Mama gesagt.«

»Okay.«
Zu dritt radeln wir nachmittags auf meinem Fahrrad zur neuen Bekanntschaft. Kaum hat Tim die Schuhe ausgezogen, ist er auch schon in der fremden Wohnung verschwunden. Ein kurzer Smalltalk mit der Mutter und schwups sind Hannah und ich wieder draußen.
Ich habe nichts zu tun, so bummeln wir durch die Stadt. Eis essen, Schaufenster bestaunen. Von Weitem sehe ich Marvin, Hand in Hand mit seiner Freundin. Ich gönne ihm sein Glück, doch ich ertrage zurzeit keine Zweisamkeit, durch den Blumenladen weiche ich ihnen aus.
Zum verabredeten Zeitpunkt läuten wir bei Sofie, die Tür ist kaum auf, da höre ich Tim schon rufen: »Mama! Ich will gleich heim!« Was ist denn hier los?, denke ich. Sofies Mutter stellt sich vor Tim und meint: »Du wolltest doch Sofie noch beim Aufräumen helfen. Nicht?«
»Mama, ich will heim!«

»Das ist aber gar nicht nett, wenn du Sofie alles alleine überlässt«, meint Sofies Mutter. Sie lächelt und schiebt Tim beiseite. In Zeitlupe sehe ich das Flehen in seinen Augen. »Nicht? Bei euch zu Hause muss man Versprechen doch auch einhalten?«
»Ist es denn viel?«, frage ich überfordert.
»Nein, nein, komm, Tim, hilf jetzt Sofie!« Das Blau seiner Augen wird blass, ich kann nicht handeln, er dreht sich um, seine Schultern hängen, ich habe ihn im Stich gelassen. Sofies Mutter schiebt mich in die Küche und schließt hinter sich die Tür. Unangenehm nahe kommt sie mir mit ihrem aufgesetzten, breiten Lächeln. Ich weiche zurück, stoße an den Kühlschrank. »Ihr Kind hat ja eine blühende Fantasie!« Ihr Auflachen klirrt in meinen Ohren. »Der erzählt ja Geschichten!« Sie schlägt auf den Tisch. Ich stoße mich vom Kühlschrank ab. Sie weicht nicht zurück. »Hat er doch«, meint sie, »beim Kuchenessen erzählt, dass sich sein Vater erhängt hat!« Ich richte mich auf, sie ist einen Kopf kleiner, eindringlich leise antworte ich ihr: »Tims Vater hat sich erhängt. Falls Sie seine Geschichte nicht hören möchten, sagen Sie es ihm doch einfach.« Die Röte schießt ihr ins Gesicht, mit offenem Mund steht sie vor mir, ihr schrilles Lachen verzerrt ihr Gesicht. »Tim, wir gehen!«, rufe ich in den Flur. In Sekundenschnelle steht er vor mir. »Bin noch nicht fertig«, flüstert er.
»Das macht nichts. Verzeih!«
Ich hebe ihn auf den Fahrradsitz, sein Gesicht ein großes Fragezeichen. »Zu Hause! Wir können zu Hause darüber reden!«
Der Fahrtwind kühlt den Zorn.
Erschöpft falle ich aufs Sofa, schließe für einen Moment die Augen, höre Tims kleine Schritte, am anderen Ende des Sofas setzt er sich hin. »Was ist passiert, dort?«, frage ich ihn. Er antwortet nicht.

Langsam öffne ich meine Augen, schweigender Vorwurf trifft mich. »Es tut mir leid, Tim, ich hätte dich nicht zum Aufräumen schicken dürfen.« Er schluckt, blinzelt. »Tim, was ist passiert?« Standhaft sein Schweigen. »Ich, ich habe dich dort nicht verstanden, Tim, nicht gleich. Das tut mir leid.« Seine Augenlieder flattern. »Beim nächsten Mal nehme ich dich ernst. Versprochen!« Ich rutsche zu ihm rüber, seine Schultern werden weich. »Sie hat mir nicht geglaubt, Mama. Ich hab's ganz genau gemerkt und dann hat sie mir verboten, zu erzählen, dass Ulli sich aufgehängt hat.« Er weint, ich strecke meine Arme nach ihm aus, er lässt sich hineinfallen, schluchzt: »Warum, Mama?« Sanft streichle ich seinen Rücken: »Die Menschen sind verschieden, Tim.« Er richtet sich auf, lehnt sich an mich, streckt die Beine aus. »Vor dem, was Ulli getan hat, haben viele Erwachsene Angst und reden ungern oder gar nicht darüber. Sie finden es schrecklich und tun so, als ob es das nicht gäbe, dass sich jemand selbst umbringt. Dass ein Kind darüber spricht, ist für viele unvorstellbar.« Er wackelt mit den Zehen hin und her. »Sofie hat mir geglaubt. Das hat sie mir heimlich im Kinderzimmer gesagt.«
»Das ist gut. Sofies Mutter kann uns egal sein. Es wird immer Menschen geben, die deine Geschichte nicht hören wollen. Dann musst du das respektieren. Hast du mich verstanden?«
»Mhm!«
»Es wird auch immer Erwachsene geben, die dir nicht glauben, dagegen können wir nichts tun!« Er wippt mit den Beinen, schaut zu mir auf: »Sofie ist aber schon nett. Sie ist nicht so doof wie ihre Mutter!«
Und ich hatte Angst vor den Reaktionen der Kinder!

Tims rechtes Auge zuckt, es wird langsam zum Tick, auch neulich an der Kasse, als die Kassiererin ihn ansprach, zuckte es. Das Läuten an der Tür verscheucht meine Gedanken. Es ist Freya, hin und her geht sie durch das Wohnzimmer. »Das mit dem Tee und den Vögeln, mit dem Eigenen und dass wir selbst steuern, wohin das Boot uns bringen soll, das lässt mir keine Ruhe. Es gibt einfach Teile in mir ... also eigentlich will ich dich fragen, ob du mir einen Therapeuten – vielleicht deinen – empfehlen kannst.«

»Sicher kann ich ihn empfehlen, aber nur für mich und nur im Moment.«

»Versteh ich nicht.«

»Nun, er passt zurzeit für mich. Mit seiner Hilfe kann ich Worte und Bilder aus mir herausschälen, die mir zeigen, wer ich auch noch bin. Wenn ich mir überlege, wie es kam, dass ich zu ihm fand – eine Odyssee! Oder die erste Erfahrung, bei der mir bewusst wurde, dass ich mir selbst Auswahl erlauben muss.«

Freya schüttelt den Kopf.

»Damals, als Ulli sich so veränderte und ich nicht mehr mitkam, hatte ich ein Gespräch mit einer Nachbarin, sie empfahl mir ihren Therapeuten. Meine Not war so groß, ich wusste keinen anderen Rat.«

Freya nickt. »Die entscheidende Frage, die mich damals beschäftigte, war: Warum suche ich mir einen Mann wie Ulli, einen, der diese Schwierigkeiten hat? Also die Frage lautet: Warum sind mein Leben und mein Umfeld, meine Partnerwahl, so, wie sie sind? Das alles hat doch wohl oder übel etwas mit mir zu tun.«

Ich trete ans Fenster, wenig Verkehr.

»Und wie war es dann? Ich meine, eine Empfehlung zu bekommen, ist doch besser, als ins Blaue hinein einen Therapeuten anzurufen und nicht zu wissen, was einen erwartet, oder?«

»Ich fand es damals auch gut, eine Adresse zu haben, und ich fand auch den Therapeuten cool und wäre von mir aus nie auf die Idee gekommen, mir noch andere anzuschauen.« Freya zieht die Augenbrauen hoch. »Ooh!«

»Ja, ja, er war groß, schlank, hatte eine warme Stimme und so viel Verständnis, ich war hin und weg. Vor dem Therapieraum, der mit flauschigem, hellem Teppichboden ausgelegt war, zog ich die Schuhe aus, du glaubst gar nicht, wie froh ich war, dass meine Socken kein Loch hatten.« Freya lacht. »Und was wollte er wissen, ich meine, wie war es dann?«

»Ach, ich fühlte mich so verstanden, ich erzählte ihm von meinem Leben zu Hause mit Ulli, von meiner Mutter und dass sie sich so hinter Ulli stellte, ach ... er hatte eine Ruhe, jedes Mal sank ich auf sein Sofa und redete kreuz und quer drauflos. Er verstand einfach alles. Das war wie Urlaub von meinem Gruselkabinett. Ein Mann, der mit dem Leben zurechtkam! Freya, dass es so etwas überhaupt gab! Nach der zehnten Sitzung bekam ich Post von meiner Krankenkasse und die Mitteilung, dass dieser Therapeut nicht von der Kasse bezahlt wird. Ich bekam Panik, doch wie immer beruhigte er mich. Ich müsste mir jetzt nur drei Therapeuten anschauen, ablehnen und er schriebe der Kasse, dass für mich im Moment ein Therapeutenwechsel zu belastend wäre. Gesagt, getan, ich wählte drei aus.«

»Und?«

»Sie hatten alle ein ähnliches Schild an der Tür hängen, doch du glaubst nicht, wie unterschiedlich diese Therapeuten waren.

Der Erste war Mitte fünfzig, einen Kopf kleiner als ich, sein Behandlungsraum vollgestopft mit Büchern und Patientenunterlagen. Vor seinem Schreibtisch musste ich mich hinsetzen. Ein freundlich-väterliches Lächeln schickte er mir über seine Berge von Arbeitsmappen zu. Ich lächelte, das war wohl sein Zeichen, energisch schaffte er Platz auf seinem Tisch und zog aus einer Schublade einen Blätterstapel. Ob er mitschreiben würde? Alle Daten fragte er ab, bis zu meiner Großmutter, auch ob jemand an Krebs oder sonstigen Krankheiten litt. Als er von meinem Diabetes erfuhr, blickte er auf und nickte allwissend, erneut sein väterliches Lächeln. ›Warum sind Sie hier?‹ Ich holte Luft, er beugte sich über das Blatt, nickte, und ich begann zu erzählen. Erst langsam, damit er mitkam, doch das war alles so abstrus, so unernst, ich wurde schneller und schneller.«

»Nein!«

»Doch, und er hat mich nicht mehr angeschaut, verborgen lag er hinter seinen Büchern und Mappen über dem Papier, bis ich mitten im Satz stoppte. Er wartete, dann schaute er auf und sagte: ›Ah, Sie sind am Ende?‹ Er richtete sich auf, ordnete die Blätter fein säuberlich übereinander. ›Eine Frage hätte ich da noch‹, meinte er und begann zurückzublättern. ›Sie sagten vorhin ...‹ – Das war der Moment, wo ich jegliche Achtung verlor und entsetzt war, dass die Kasse diesen Therapeuten bezahlt und meinen nicht. Er fand die Seite, ich schaute auf meine Uhr und er sagte: ›Stimmt! Die Zeit ist um. Wir können das ja beim nächsten Mal klären.‹ Genau so verdattert wie du war ich damals auch. Dies soll ein krankenkassenanerkannter Lebenshelfer sein? Nicht für mich! ›Nein‹, sagte ich, ›es wird kein nächstes Mal geben.‹«

»Und wie hat er reagiert?«

»Ich bilde mir ein, Enttäuschung in seinen Augen aufblitzen gesehen zu haben, als er den Papierstapel in seine Hände nahm.«

»Ach, du meine Güte.«

»Ja, es sind halt auch nur Menschen. Mein nächster Besuch fand bei einem Analytiker statt, der mir am Telefon versicherte, dass er gesprächstherapeutisch arbeitet.« Freya zieht fragend die Augenbrauen zusammen. »Ich wollte unter gar keinen Umständen auf einer Couch liegen und gegen die Decke reden ... nun, er hatte seine Praxis im Keller eines Reihenhauses. Als ich den großen Raum betrat, deutete er auf einen Sessel, ich nahm Platz. Bedächtig, mit leicht gesenktem Haupt schritt er durch den Raum und setzte sich ans andere Ende. Fünf Meter lagen bestimmt zwischen uns, oder vier – mir erschien es jedenfalls ewig weit. Er fragte mich, warum ich einen Therapeuten suchte, ich gab ihm einen knappen Abriss meiner momentanen Situation. Er stellte keine weitere Frage. Freya, das waren die längsten 45 Minuten meines Lebens! Er schwieg, ich schwitzte. Immer, wenn ich das Schweigen nicht mehr ertragen konnte, sagte ich irgendeinen Satz. Er schwieg, blieb in gleicher Haltung meterweit entfernt. Meine Hände waren schweißig, das glaubst du nicht.

Auf dem Boden, zwischen uns, lag ein großer afrikanischer Teppich, in einem dunklen Rot. Immer wieder habe ich die Giraffen gezählt, dann die Elefanten, die Nashörner, dann alles durcheinander, aber ich sag dir, es war schrecklich.«

»Warum bist du nicht gegangen?«

»Mir fehlte schlicht und ergreifend der Mut.«

»Bist du jetzt noch bei dem mit den Socken?«

»Nein.«

»Nein? Aber der war doch ...«

»Ich hatte blind noch einen anderen angerufen, das Telefonat mit diesem war, ich weiß nicht, es war anders. Jedenfalls trat ich dort unsicher über die Schwelle. Im Gesprächsraum zwei gleiche Sessel, die sich in einer guten Distanz gegenüberstanden, eine große Pflanze, die den schlauchförmigen Raum unterbrach. Ich kann es dir nicht erklären, aber ich saß diesem Mann gegenüber und hatte das Gefühl, tatsächlich ein Gegenüber zu haben, einen, der auch hört, was ich nicht sage. Kein freundliches Wiederholen oder erzwungenes Schweigen, nein, er sprach aus, was er zwischen meinen Zeilen hörte, und diese Sätze rüttelten in meinem Innern.«

»Ja, und was wurde aus dem mit dem Plüschboden?«

Ich setze mich neben Freya aufs Sofa. »Ich habe mit mir gerungen und mich gegen Plüsch entschieden.«

»Gefällt der andere dir auch so?«

»Nein, als Mann ist der gänzlich uninteressant.«

»Ach!«, seufzt Freya und meint: »Vielleicht sollte ich mal bei deinem anfangen und dann noch andere anschauen?«

»Ich würde dir auf jeden Fall empfehlen, mehrere anzuschauen.«

Freya nickt, ich stehe auf, notiere ihr die Telefonnummer und krame nach der Therapeutenliste in meiner Schublade.

Mit Hannah im Schlepptau bringe ich einen Film, von dem ich nicht weiß, wann die Fotos gemacht wurden, in den Fotoladen. Am Kindergarten treffe ich Jutta. »Hallo, wie wär's, sollen wir heute bei diesem lauen Herbstwetter zum Kaffeetrinken an den See fahren?«

»Ja, das ist eine gute Idee.«

Ich sehe Jutta nach, wie sie mit Ruben Späße macht, ihr langer Zopf wackelt hin und her. Die Dienstage sind noch immer unsere, nach der Arbeit gehen wir tanzen und haben Spaß. Ruben und Tim sind dicke Freunde, das hält das lose Band zwischen Jutta und mir zusammen.

Holpernd tuckern wir nachmittags auf dem Schleichweg um den See herum. Die Sonne scheint, die Bäume tragen ihr Herbstkleid in voller Pracht. Oberhalb des Sees bleiben wir stehen. Der Bagger, der im Wasser nach Kies gräbt, surrt leise, das Wasser strahlend türkis. Andere Ausflügler liegen in Jeans und Pulli auf der Wiese. Vielleicht wirklich das letzte Mal in diesem Jahr, denke ich und mich fröstelt.

Ich lege mich auf den Rücken, über mir die vom Wind gekitzelten Blätter. »Sag mal«, meint Jutta, die Kaffee mitbringt, »seit wann hat Tim denn den Tick mit dem zuckenden Auge?«

»Das geht jetzt schon eine Weile, ich kann es gar nicht genau sagen.«

»Gestern, als ich Ruben abholte, da hat er das Gesicht richtig zu einer Fratze gezogen.« Fratze, ich versuche, den Kloß, den ihr Wort in meinem Hals verursacht, hinunterzuschlucken.

»Hast du mal mit dem Therapeuten gesprochen, vielleicht sollte Tim auch in Therapie?«

Ich setze mich auf: »Ich habe noch nicht mit dem Therapeuten darüber gesprochen, anderes hatte Vorrang. Ich bin mir sicher, dass das Zucken ein Symptom für etwas ist. Was sich dahinter verbirgt, weiß ich noch nicht. Doch ich werde es herausfinden, wenn nicht, dann ist die Idee, Tim in eine Therapie zu geben, durchaus bedenkenswert.«

»Hast du ihn denn schon mal gefragt, was ihn bedrückt?« Ihr herablassender Ton ärgert mich. »Also ich, ich hätte ihn schon längst gefragt«, sagt sie und schließt die Augen.

Tief atme ich ein. Ich muss mich nicht verteidigen, nicht rechtfertigen, alles braucht seine Zeit, auch ich: »Wenn ich so weit bin, werde ich ihn fragen. Danke, dass du mich aufmerksam machst.«

Das Lachen der Jungs tanzt zu uns hinauf.

Hannah erforscht neugierig die Wurzeln und Äste auf dem Boden. Plötzlich krabbelt ihr ein Käfer über die Hand, das Staunen steht ihr ins Gesicht geschrieben. Er breitet die Flügel aus, hebt ab, Hannah schaut hinterher, lacht. Ich nehme sie in den Arm, wir legen uns in die Hängematte, schaukeln unter den Blättern hin und her, sie hält die Hand in die Sonnenstrahlen, Schatten zeichnet sich ab. Der Nachmittag verfliegt, Jutta erinnert mich an das Kleidergeld, auch das habe ich vor mir hergeschoben.

An diesem Abend liegen Tim und ich nebeneinander auf dem Sofa, als ich ihn zum zweiten Mal frage: »Tim, was bedrückt dich?«

»Nichts, Mama! Du hast mich vorhin schon mal gefragt.«

»Dein zuckendes Auge verrät dich aber, mein Schatz.«

»Nein!«

»Doch!«

»Nein!«

»Sag mal, Tim, merkst du eigentlich, wenn das Auge zuckt?«

»Nö! Nur wenn du mich so komisch anschaust!«

»Ah! Sag, wie läuft es denn im Kindergarten?« Er verzieht sein Gesicht und meint: »Mama, es ist nichts im Kindergarten! Du brauchst nicht zu fragen!«

»Also gut! Ich glaube, dass dich etwas bedrückt und der Grund dafür versteckt sich in dir. Wenn wir herausfinden, wo sein Versteck ist, muss dein Auge nicht mehr zucken.« Er schluckt, blau seine Augen, blau wie der See. »Verstehst du, was ich meine?« Er schüttelt den Kopf. »Wir sollten den Grund finden, warum du vielleicht traurig bist, dann braucht auch das Auge nicht mehr zu zucken und dir geht es wieder besser.« Unsicher schaut er mich an. »Ich brauche aber deine Hilfe. Nur, wenn du auch willst, haben wir eine Chance«, flüstere ich ihm zu. Sein Auge zuckt. »Sollen wir es einmal versuchen? Ich frage dich einfach alles, was mir so einfällt, und du fühlst, was in dir passiert. Okay?«

Nach einer kleinen Weile meint er mit leiser Stimme: »Ich will mithelfen, Mama.« Umarmen, spüren, halten.

»Fangen wir an?«

»Ja.«

»Ärgert dich, dass Ruben fast schon Fahrrad fahren kann und du noch nicht?« Er lacht und schüttelt den Kopf, doch dann meint er: »Manchmal schon. Vor allem, wenn er angibt!«

»Das heißt, wir sollten auch mal mit Üben beginnen«, sage ich schmunzelnd. »Vielleicht, aber die Stützräder sind auch schon gut«, meint Tim.

»Also gut. Weiter?« Er nickt. »Hat dich ein Kind nach Ulli gefragt oder etwas Gemeines zu dir gesagt?«

»Nein, die Kinder sind alle nett!«

»Hat es mit der Oma zu tun, weil sie so krank ist?« Er lässt die Zeit verstreichen, schließt die Augen. »Nein, Mama, ich finde es schade, dass die Oma so krank ist, aber ihre Perücke finde ich lustig.«

Verschwörerisch meint er: »Ich hatte sie schon mal auf!«
»Echt? Du Schlingel!«
»Ist es wegen Ulli?«
Sein Blick wird unruhig.
»Bist du traurig, dass er tot ist?«
Tränen sickern durch, meine Gedanken suchen Gründe, da krallt sich das Wort *Schuld* in mir fest. »Tim«, frage ich vorsichtig, »glaubst du, dass du schuld an seinem Tod bist?« Mit großen Augen schaut er zu mir hinauf, schmeißt sich mit dem Gesicht aufs Bett und wälzt sich hin und her. Ich berühre seinen Rücken, er dreht sich um, sein Auge zuckt, er schlägt die Hände auf sein Gesicht und schreit: »Es soll aufhören, es soll aufhören!!«
Vorsichtig nehme ich ihn in den Arm, wir wiegen uns hin und her, hin und her, irgendwann findet er seine Worte: »Mama, wenn wir früher nach Hause gekommen wären, würde Ulli noch leben!«
»Du glaubst, du hättest es verhindern können?«
»Jaaaa«, antwortet er schluchzend.
»Wenn es Schuld für uns gäbe, Tim, wäre ich schuldig und nicht du.« Mit großen Augen schaut er mich an. »Ja! Ich bin groß, du bist klein. Ich habe gesagt, wir gehen mit Jutta ins Café, oder etwa nicht?« Bedächtig nickt er. »Du magst recht haben Tim, wenn wir zu Hause geblieben wären, wäre es vermutlich nicht an diesem Tag geschehen. Vielleicht aber an einem anderen.« Unsere Blicke treffen sich. »Wir werden es nie erfahren, Tim. Es war Ullis Entscheidung. Was wäre wenn, können wir niemals beantworten. Er wollte es so, und weder du noch ich bin schuld daran, verstehst du?« Er nickt und verneint gleichzeitig, dann rollt er sich in meinem Arm zusammen. »Ich musste damals ins

Café, Tim, weil ich diese Pause brauchte, auch das ist richtig gewesen, für mich.«
Leise summe ich unser Gutenachtlied, er schläft ein, ich trage ihn ins Bett.
Kein einziges Mal zuckt am nächsten Morgen sein Auge. Ich bin stolz auf uns und genau das sage ich ihm auch. So weich seine Lippen auf meiner Wange.
Sobald er im Kindergarten ist, mache ich mich auf den Weg zum Sozialamt. Außer mir warten noch acht andere Frauen mit kleinen Kindern. Hannah schaut sich um, wir sind auf Warten eingestellt, Bücher, Brezel, Trinkflasche, alles dabei. Ich will mich auf jeden Fall bei dem Herrn vom letzten Mal bedanken, so gut hat er alles für mich erledigt. Über seinem Zimmer leuchtet endlich meine Zahl, mit Hannah auf dem Arm trete ich lächelnd ein. Am Tisch ein anderer Mann, er deutet, ohne aufzuschauen, mit der Hand auf den Stuhl vor seinem Tisch. Mit Hannah auf dem Schoß setze ich mich auf den mir zugewiesenen Platz und warte. Er würdigt mich keines Blickes, bleibt über seine Papiere gebeugt. Das Zimmer ist stickig. »Ihr Anliegen?«, fragt er, ohne seinen schütteres Haupt zu heben.
»Äh, ich, also ich habe gehört, dass ich Kleidergeld bekommen könnte.«
Verächtlich schaut er mich an. »Ihr Name?« Schnell gibt er meine Daten in den Computer ein. Nickt, grummelt in seinen nicht vorhandenen Bart. Am liebsten würde ich im Boden versinken. »Nicht alle haben Anspruch auf Kleidergeld.« Plötzlich schlägt er mit der flachen Hand auf den Tisch, lacht auf: »Ha, wie ich sehe, besitzen Sie einen VW-Campingbus. Tja, also dieses Vermögen muss zuerst veräußert werden.« Von oben bis unten betrachtet

er mich, grinst und meint: »Besorgen Sie ein Gutachten über den Wert des Wagens, erst dann können wir weitersehen!« Mit diesen Worten legt er meine Akte in seine Ablage, drückt auf einen Knopf, draußen erscheint die neue Nummer. Nicht mein Bus! Fluchtartig verlasse ich das Amt und strample wie wild zu Jutta, die kennt sich aus, die weiß Bescheid, die hat doch auch einen Bus, hat doch schon die ganze Zeit mit diesem Amt zu tun. Aufgelöst erzähle ich ihr davon, dass ich womöglich mein Auto hergeben muss, weil es einen materiellen Wert besitzt, der zuerst aufgebraucht werden muss. Sie beruhigt mich, das Auto darf einen Wert von 2000 DM haben, ohne dass sie ihn einfordern. »Du glaubst doch nicht, dass deine Karre noch zweitausend Mäuse wert ist? Da lachen ja die Hühner!« Etwas beruhigt radle ich nach Hause.

Vater kennt eine Werkstatt, ich bekomme sofort einen Termin. Drei Tage später halte ich mein Gutachten in den Händen, der geschätzte Wert: 350 DM. Erneut mache ich mich auf den Weg, diesmal ohne Hannah, Jutta passt auf sie auf. Kampfbereit reihe ich mich in die Warteschlange ein. Energisch trete ich ein, doch Herr Kahlkopf ist fort. An seinem Platz sitzt eine Frau, sie deutet freundlich auf den mir bekannten Stuhl. Sie erklärt mir, dass wegen einer internen Umstrukturierung der Kollege in eine andere Abteilung versetzt wurde. Erleichtert nehme ich Platz, innig wünsche ich ihn in die Aktenkammer.

»Ein Gutachten wäre bei diesem Baujahr des Wagens nicht nötig gewesen. Sicher haben Sie Anspruch auf Kleidergeld!« Postwendend stellt sie mir den Auszahlschein aus, ich kann das Geld sofort an der Kasse abholen. Zum Abschluss meint sie noch, dass ich eventuell auch Anspruch auf Heizkostenzuschuss hätte. Sie werde das prüfen und mir Bescheid geben. Aufrecht verlasse ich das Gebäude, draußen regnet es in Strömen. Soll mein Leben so weitergehen? Schlange stehen und hoffen auf die Gutwilligkeit eines Sachbearbeiters? Kräftig tretend radle ich heimwärts.

»Mama, was gibt’s zu essen?«
»Kartoffelbrei und Würstchen!«
»Lecker!«
»Mama? Wie geht das, aufgehängt? Wie hat Ulli das gemacht, an einem Nagel an der Wand oder wie du die Wäsche aufhängst?«
Habe ich aufgehängt gesagt? Bestimmt war ich achtlos mit diesem Wort: »Tim, das heißt eigentlich erhängt und nicht aufgehängt!«
Er klettert auf meinen Schoß. »Das habe ich falsch gesagt!«
»Ach so. Und wie geht erhängt?« Es ist also so weit, ich lege meine Hände auf seine Oberschenkel. »Dafür braucht man ein Seil mit einer Schlinge.«
»So eine Schlinge, wie an Ullis Seil war, das ich gefunden habe?«
»Ja, so eine Schlinge.«
»Und dann?«
»Man braucht einen festen Balken, der weit genug vom Boden weg ist. Daran macht man das Seil fest. Nun stellt man sich auf einen Hocker oder Stuhl und legt sich die Schlinge um den Hals, stößt den Hocker weg.« Tim drückt sich an mich, meine Zunge klebt schwer am Gaumen. »Ulli ist erstickt.«
Er schüttelt sich. »Mama, ich könnte das nicht!«
»Ich auch nicht, Tim, ich auch nicht.«
Beim Abendessen klatscht Hannah freudestrahlend mit dem Löffel in den Kartoffelbrei. Tims Auge bleibt ruhig. Nach dem

Essen schaut er Ullis Bilder an, wie immer schließt er hinter sich die Tür.
Später spielen wir im Bett »Stell dir vor!«. »Tim, schau, siehst du das große Tor aus Marshmallows?« »Ja, ja.« »Harrrm, ich fresse mich durch.« »Ich auch!« Wild wüten wir lachend durchs Bett, dann schmeißt er sich auf den Rücken. »Mama, Mama, ein Brunnen!« Er öffnet weit den Mund. Hannah und ich tun es ihm nach, reiben unser Bäuche. Wir kringeln uns im Bett. Hannah stellt sich hin, wackelt, erwartungsvoll schauen Tim und ich zu ihr. Nur ganz leicht hält sie sich mit einer Hand an meinem Knie, mit der anderen reibt sie ihren Bauch. »Lecker, lecker«, schreien wir im Chor.

Sanft sind unsere Zuckerburgen zerfallen, friedlich und schnell schlafen die Kinder ein. In der Küche hängt meine Tasche, darin die unbekannten, entwickelten Fotos. »Schauen Sie ruhig hinein«, hatte der freundliche Mann im Fotoladen gesagt. »Wenn Ihnen eines nicht gefällt, nehmen wir es zurück, sie brauchen es nicht zu bezahlen.«
»Ich nehme alle, egal, ob scharf oder unscharf.« Irritiert hatte er mich angelacht. Da liegen sie nun, die Bilder, das Etikett verschließt die Erinnerung. Mit klopfendem Herzen zerreiße ich das Siegel, glatt liegen sie in meiner Hand. Ostern, 14 Tage vor Ullis Tod. Jutta und Ruben, dahinter Ulli, in seiner braunen Lederjacke, mit seinen Jeans, ausdruckslos sein Gesicht. Blitzlichter seiner Bewegungen vor meinen Augen. Sprache ohne Ton, Bilder ohne Geruch, Mensch ohne Leben. Unvertraute Fotos, vertraute Gefühle. Dicht sein Bild vor meinen Augen. Würdest du wieder so handeln? Würdest du wieder aufgeben? Würdest du dich heute, wo ich lerne, meine eigenen Grenzen zu ziehen, überhaupt wieder in mich verlieben?

Im Esszimmer liegen die Fotoalben, auf dem Sofa lasse ich mich ein auf die Bilder von damals.
Die Nacht ist kühl. Ich habe dich geliebt, damals, mit dem, was ich war, das, was du warst, hörst du? Der Himmel über mir ist sternenlos, ich schließe die Augen. Warum hast du mir gefallen? Warum suche ich mir Männer aus, die mich in irgendeiner Weise für ihr Leben brauchen? Wie eine Sternschnuppe fällt mir die Antwort zu: Weil ich einen anderen fürchten würde!
Am nächsten Tag regnet es in Strömen. Ich bin froh, dass Ruben ab Mittag zum Spielen da ist, so sind die Jungs beschäftigt und wenn es gut geht, darf auch Hannah ab und an mitspielen. Solche Tage sind zäh, zäh wie Kaugummi an der Schuhsohle. Als Jutta gegen Abend kommt, um Ruben abzuholen, freue ich mich auf Erwachsenen-Sätze. Gut gelaunt sitzt sie mit hochgelegten Füßen am Tisch, erzählt von der Mittagsschicht und von der neuen Bedienung, als Tim plötzlich schreit: »Aber Ulli war der Beste!«
Jutta verdreht die Augen: »Das schon wieder!«
»Was schon wieder?«, frage ich sie irritiert.
»Ist dir das noch nicht aufgefallen? Immer wenn die zwei spielen, taucht Ulli als Supermann auf.«
Überrascht warte ich auf die nächsten Worte. »Mir ist nichts aufgefallen, neulich auch nicht ...«
»Me... Me... Mei... Mein... Meina!«
»Hannah!« Fast gleichzeitig springen wir auf, Hannah steht mit einer Hand am Gitterbett und hält in der anderen einen Bauklotz. Sie strahlt über das ganze Gesicht. »Mama, hast du das gehört?«, ruft Tim.
»Ja. Hannah, super, sag es noch einmal! Bitte, bitte.« Dieses Mal geht es schneller: »Meina.« Alle lachen und klatschen.

Stolz sitzt sie auf meinem Schoß und hält mir immer wieder den Klotz unter die Nase: »Meina!«
Hannahs »Meina!« hat Juttas Satz verdrängt, erst nachdem sie gegangen ist, fällt er mir wieder ein. Beim Abendessen zuckt Tims Auge, ich kann nicht fragen, kann einfach nicht.

Mutter hat uns eingeladen. »Meina«, sagt Hannah, als sie nach dem Löffelbiskuit greift. Begeistert klatscht Mutter in die Hände. Hannah strahlt und greift nach dem nächsten Biskuit. »Die ist wie du«, sagt Mutter und lacht, als sie mich anschaut. »Die weiß, was sie will, wie du denkt sie an sich.« Sie schaut in mein Gesicht, lacht. »Doch, du warst genauso: Meiner ...« Sie nimmt mir Hannah vom Schoß. »Komm, du süße Maus, lass uns laufen üben.« Sie kann sie kaum noch hochheben, es strengt sie an, verlegen lächelt sie: »Das wird schon wieder.« Dann streckt sie Hannah die Hand entgegen und läuft mit ihr durchs Wohnzimmer. »Das machst du so gut, bald klappt's ganz alleine.«
Gebeugt geht sie mit ihr hin und her, vor und zurück, dabei erzählt sie ihr von der Gans Gerda, die Sängerin werden will und immer in den Kochlöffel singt. Unvermittelt schaut sie mich an und meint: »Willst du noch was erledigen oder einfach nur für dich sein?«
Ich kann doch die Kinder nicht bei ihr lassen, das ist zu anstrengend für sie. Was, wenn etwas passiert?
»Wirklich, das wäre schön für mich, ich würde gerne mit ihnen spielen. Kinder, habt ihr Lust auf unser Verkäuferspiel?«
»Ja, ja, ja!«
Hin- und hergerissen betrachte ich sie und die Kinder: So geschwächt war Mutter noch nie. »Ist dir das nicht zu viel?«,

frage ich vorsichtig. Schwerfällig steht sie vom Boden auf, ihr Atem pfeift, sie schüttelt den Kopf: »Für mich wäre es ein Geschenk.«

Ich schlucke und stehe auf. »In einer Stunde bin ich wieder da!«

Sie drückt mir einen Kuss aufs Ohr: »Danke!«

Ziellos gehe ich durch den Ort, da fällt er mir ein, der Platz meiner Kindheit, ganz vergessen in den letzten Jahren: Meine Bank! Viele Jahre war ich nicht mehr dort oben in den Reben. Als Kinder sind Freya und ich mit unseren Hunden hinaufgelaufen. Später dann mit dem Skateboard hinabgesaust. Tja, und dann mit Mofa und dem ersten Freund: Die Aussicht in die Rheinebene half, die Angst vor dem ersten Kuss zu überwinden. Als Mutter krank wurde und Vater auszog, war die Weite Trost und Hoffnung zugleich.

Etwas atemlos erreiche ich die Bank und stelle mich mit geschlossenen Augen obendrauf. Der Wind trägt vereinzelte Fahrgeräusche herauf, dann Stille. Gemächlich breitet sich die Ebene in den Farben des nahenden Winters vor mir aus. Die fast blätterlosen Bäume strecken ihre dürren Äste gegen den Himmel. Ein Vogel gleitet über die Wellen des Windes.

Ich breite meine Arme aus und sauge die Weite ein.

»Na, wo warst du?«, fragt Mutter, als ich zur Tür hereinkomme.

»An einem Ort, der mir schon als Kind lieb war.«

»Ach, von dem weiß ich ja gar nichts, wo ist der?«

»Oben in den Reben, wenn man am Brunnen links geht ...«

»Ah, ich weiß, ich weiß, aber der ist nicht so schön, wie wenn du noch etwas höher gehst, dort ist doch ein Häuschen, das kennst du doch! Es ist so schön dort.«

Ich werde die Plätze und die Träume meiner Kinder achten, bedächtig schüttle ich den Kopf: »Ich kenne das Häuschen, es ist schön – dein Platz, aber meiner ist es nicht.« Irritiert schaut sie mich an, dann winkt sie ab: »Ach du!« Sie streckt Hannah die Hand entgegen: »Komm, lass uns noch einmal gehen, wir zeigen deiner Mama, dass du es fast kannst.« Tim steht daneben, sein linkes Auge zuckt.

»Mama, dürfen wir noch Kinderstunde bei der Oma schauen?«

»Eigentlich …« Mutter fällt mir ins Wort: »Ja, natürlich, kommt, ich mache euch den Fernseher an!« Sie nickt mir verschwörerisch zu, bringt die Kinder in ihr Schlafzimmer. Als sie zurückkommt, setzt sie sich mir gegenüber: »Kind, ich muss mit dir reden!« Hektische rote Flecken bilden sich auf ihrem Hals, alles in mir zieht sich zusammen. »Hast du das schon bemerkt, Tim hat einen Tick.«

»Ja, ich weiß, ich werde herausfinden, was ihn bedrückt, ich war, ich hatte …«

»Darüber muss ich jetzt mit dir reden, ob dir das nun gefällt oder nicht. Ich kann dir sagen, warum das Kind einen Tick hat: Dein Wahrheitsfanatismus, das verkraftet er nicht.«

Für einen Moment schließe ich die Augen, das Atmen gegen die Spannung der Muskeln fällt mir unglaublich schwer. Bis in den Hals schlägt mein Herz, als ich leise, aber bestimmt antworte: »Als ob Lügen und Verdrängen die Seele eines Menschen schützen würden.«

Sie seufzt, hustet in ihre Hand: »Tim hat mir erzählt, wie Ulli sich erhängt hat, auch davor hast du keinen Halt gemacht, das ist unglaublich! Du brauchst nicht nach dem Grund suchen, denn du selbst hast ihn ihm vor die Füße geknallt.« Sie ringt nach Luft, zu schnell hat sie die Worte über den Tisch geschleudert, kämpferisch fährt sie fort: »Kinder brauchen eine heile Welt. Sie verkraften solch schreckliche Wahrheiten nicht. Du siehst es ja selbst, dieser Tick ist so entstellend, der arme kleine Kerl.« Sie blinzelt gegen die treibenden Tränen in ihren Augen.

»Mutter, sein Tick ist ein Signal, wir müssen herausfinden, was ihn tatsächlich umtreibt. Hast du ihn gefragt? Was du mir vorwirfst, ist einzig und allein deine Annahme. Übrigens ...«, füge ich etwas lauter hinzu, »er hat dieses Zucken schon länger.« Ich spüre die Hitze in meinem Gesicht und weiß, dass ich diese Behauptung aufstelle, ohne wirklich zu wissen, ob sie stimmt.

»Mutter, selbst wenn es so wäre, wie du es vermutest, dann ist es doch gut, dass er seiner Belastung Ausdruck gibt.« Meine Worte vibrieren im Kopf.

»Dieses Gerede!« Sie dreht die Augen zur Decke. »Ein so kleines Kind weiß doch nicht wirklich, was es fühlt, was es bedrückt, diesen Unsinn hat dir doch dein Therapeut ins Ohr geflüstert, oder?«

Kraftlos fallen meine Worte auf den Tisch: »Mutter, dies ist einfach *mein* Weg.«

Sie weint, schüttelt den Kopf.

Tim kommt mit Hannah herein. »Mama, die Kinderstunde ist vorbei, können wir noch weiter schauen?« »Nein. Wir gehen gleich.« Ich blicke Mutter an, sie lächelt, strahlt und streckt den Kindern ihre Hände entgegen: »War die Sendung schön?« Ihre Tränen weggeblasen.

Ihr Lachen – wie Ulli! –, hart schlucke ich an der Trockenheit in meinem Mund.

Als ich mich verabschiede, ist ihr Gesicht für einen Moment ganz weich. »Bist du das?«, würde ich sie am liebsten fragen. Sie lächelt, nimmt mich in den Arm, drückt mich, dann flüstert sie in mein Ohr: »Jetzt heul nicht vor den Kindern, das wird schon wieder!«
Im Auto schalte ich das Radio ein, drehe laut auf trotz des unbekannten Songs und freue mich auf Daheim.

Ich finde keine Möglichkeit, mit Tim zu reden, schüttle den gewaschenen Pullover aus, hänge ihn auf den Wäscheständer, kann ihn einfach gerade nicht fragen, kann mich nicht einlassen auf seine Themen, zu sehr beschäftigt bin ich mit der Ähnlichkeit zwischen Mutter und Ulli.
Es läutet, Jutta bringt wie verabredet Ruben, mit allen drei Kindern fahre ich zum Waldsee. Die Jungs versuchen, Steine übers Wasser springen zu lassen, ich setze mich auf eine Bank, die Wellen, die im Wasser entstehen, breiten sich aus und verebben wieder im großen Ganzen. Wohin soll mein Leben gehen? Es reicht doch, wenn du eine Ausbildung hast ... was ist mit meinen Vorstellungen, sind sie nun meine oder die von anderen? Werde ich je den Unterschied wahrnehmen? Was würde ich mir denn wünschen? Für einen Moment schließe ich die Augen und ziehe meine Jacke fester zu. Sie haben drei Wünsche frei: Hm, der Erste ist klar und bedingungslos: Wie auch immer mein Leben in Zukunft aussieht, die Kinder sollen nicht darunter leiden, sie sollen später mit gestärkten Seelenmuskeln in ihre Welt hinausgehen. Sie sollen nicht am Suizid des Vaters zerbrechen. Das ist mein erster Wunsch. Und der Zweite? Ich möchte nicht auf ewig eine Witwe sein, ich möchte Ullis Suizid nicht als Lähmung für mein eigenes Leben benutzen.

Der Dritte? Da wünsche ich mir ...
»Doch!«, schreit Tim. Zornig stehen sich die beiden am Wasser gegenüber, Tims Gesicht ist feuerrot. »Nein! G e l o g e n !«, herrscht Ruben zurück. »Doch!«, schreit Tim schrill und stampft mit dem Fuß auf den Boden.
»Stopp! Was ist denn mit euch beiden los?«, rufe ich.
Ruben verschränkt seine Arme vor der Brust.
»Also, Jungs, was ist los?« Ruben schaut mich an: »Tim behauptet, dass Ullis Steine dreißig Mal auf dem Wasser aufgesprungen sind. Das ist gelogen!« Bockig kickt Tim einen Stein ins Wasser, sein Auge zuckt heftig.
»Ulli war wirklich gut im Steine-springen-Lassen«, erwidere ich vorsichtig. »Keiner von uns konnte es so gut wie er ... aber dreißig Mal ... konnte selbst er das nicht.«
»Doooch!«, schreit Tim nun mich an. »Ich war dabei, ihr alle nicht!« Er dreht sich um und stapft davon. Sprachlos schauen wir hinter ihm her. Ruben schnappt sich den Ball und rennt ihm nach. Ich höre noch, wie Tim sagt: »Und Ulli war der beste Fußballer.« Später sitzen die Jungs nebeneinander auf einem Stein und stochern mit langen Ästen in der Erde. Was sie reden, kann ich nicht hören. Warum verherrlicht Tim Ulli?
Abends liegt Tim im Bett. »Hast du dir schon ein Buch zum Vorlesen rausgesucht?«
»Jaaa, bin schon fertig«, ruft er aus dem Schlafzimmer.«
»Oh! Ich komme.« Mit einem Satz hüpfe ich ins Bett, wir suchen eine gemütliche Sitzposition. »Kann's losgehen?«
»Ja.«
»Ah, die Geschichte vom Bauer Franz, der mit seinem Traktor im Teich landet ...«

»Ja, Mama, Ulli ist auch mit mir Traktor gefahren.«
Verblüfft betrachte ich mein Kind: Verschränkte Arme vor seiner Brust, zusammengezogene Augenbrauen, die mich kampfbereit fixieren. Bedächtig verneine ich: »Tim, das stimmt nicht! Ulli ist nie mit dir Traktor gefahren.« Wütend funkeln seine Augen.
»Doch!«
»Nein, Tim!«
»Doch!«
»Nein, verdammt!« Sein rechtes Auge zuckt und zieht den Mundwinkel mit. Er wischt mit dem Handrücken die entschlüpfte Träne aus seinem Gesicht und zischt: »Doch, du warst halt nicht dabei!«
Hat er vielleicht recht? Flink flitzen meine Gedanken durch die Erinnerung, doch sie kehren ergebnislos zurück. »Nein, Tim! Was hast du denn nur? Warum machst du aus Ulli einen Helden? Du erfindest Dinge, die nicht stattgefunden haben, warum?«
Wenn Blicke töten könnten, hätte es mich jetzt erwischt. Ich würde ihn so gerne berühren, doch noch immer verschließt er seine Arme fest vor der Brust.
»Es war nicht alles schön, Tim, und Ulli hat vieles nicht getan.« Leiser rede ich weiter: »Ich will dich nicht ärgern, ich will dir helfen. Und auch ich kann mich täuschen, aber ...«, ich schließe meine Augen, »wir brauchen unsere wahren Gefühle und echte Bilder, um weiterzukommen. Du, ich, jeder. Bitte, Tim, hinter deinem Bild, dass Ulli mit dir Traktor gefahren ist, steht ein Gefühl, vielleicht ein Wunsch? Wir brauchen zuerst das wirkliche Bild, damit wir den Wunsch herausfinden. Sag mir, ist Ulli tatsächlich mit dir Traktor gefahren? Kann ja sein, dass ich das einfach nicht mehr weiß.« Sanft drücke ich seinen Unterarm, un-

sicher huschen seine Augen hin und her, das Auge zuckt. Ringend beißt er sich auf seine Lippen. Es tut mir weh, doch jetzt muss er selbst entscheiden. Endlos erscheint mir die Zeit. Unvermittelt schaut er mich an, in seinem Gesicht liegt so viel Schmerz. Er schlägt die Augen nieder, verneint stumm. Behutsam nehme ich sein Gesicht in beide Hände: »Sag, Tim, hast du vielleicht Angst, dass wir Ulli vergessen?« In seinen Augen schwimmen Tränen, verzweifelt drückt er den Kopf in meinen Schoß: »Mama, ich darf ihn nicht vergessen!«

»Erzählst du deshalb immer irgendetwas über ihn?«

Er nickt. Seine Tränen durchdringen meine Hose. »Mama, wenn ich ihn vergesse, ist er traurig.« Er schmiegt sich an meine Schulter, wird geschüttelt von seinen Tränen.

»Ich weiß nicht, wie es ist, wenn man tot ist, Tim, deshalb weiß ich nicht, ob Ulli traurig ist, ob er Gefühle hat oder ob wirklich gar nichts mehr von ihm da ist. Doch eines weiß ich mit Sicherheit: *Du* bist nicht für Ullis Gefühle verantwortlich. Du musst und kannst ihn nicht durch dein Erinnern am Leben erhalten.«

»Mama, glaubst du, dass er noch irgendwo ist?«

»Ich weiß es nicht, bei mir ist das so: Je nachdem, wie es mir geht, also, wenn er mir ganz arg fehlt, dann glaube ich, dass es ihn irgendwo in meiner Nähe noch gibt, dann rede ich mit ihm und bin überzeugt, dass er mich hört. Geht es mir gut und er fehlt mir nicht, dann glaube ich, er ist fort, er ist irgendwo, wo er sein Lachen wiederfindet. Aber, wo immer er sein mag, was immer er erlebt, für uns ist sein Leben zu Ende.«

Hannah krabbelt zu uns. »Glaubst du, du hast schon etwas vergessen?«, frage ich Tim. Er nickt.

»Tim, die Erinnerung darf verblassen, so ist das Leben.«

»Hast du schon was vergessen, Mama?« Tim wischt meine Tränen fort.
»Ja, ich habe vergessen, wie er riecht oder wie sein Lachen geklungen hat. Aber ich habe Fotos angeschaut und mich wieder an einiges erinnert.«
»Du?«, fragt er überrascht.
»Ja, ich!«
»Kannst du jetzt auch mit mir Fotos anschauen?«
»Ja, das kann ich.«
Mit einem Satz hüpft er aus dem Bett und holt ein Fotoalbum. Gemeinsam blättern wir durch unsere Vergangenheit, manches erinnern wir, manches nicht.
Als die Kinder schlafen, breitet sich Zufriedenheit in meinen Räumen aus. Ich liege auf dem Sofa, draußen ist es schon lange dunkel, die Zeit des Tees ist angebrochen, die Tasse wärmt meine Hände, ach, ich habe doch noch einen Wunsch frei, einen noch ... Ich wünsche mir mein Leben her und das sehe ich nicht als Krankenschwester, deshalb wünsche ich mir ein Studium her!
Ich sitze und lache mit mir allein.
Am nächsten Morgen schmiert Tim sich sein Brot selbst, Hannah steht am Türrahmen, lässt los und läuft zu ihm. »Mama! Mama!«, ruft Tim. Wir hüpfen um sie herum, sie klatscht in die Hände, das Leben ist schön! Hannah klaut Tim ein Stück Brot und wackelt davon, er lacht, dann schaut er mich an: »Gell, Mama, Ulli war auch manchmal blöd?«
»Ja, Tim. Er war manchmal wirklich nicht nett und er hat dir auch Angst gemacht, nicht?«
Er nickt, starrt auf seinen Teller und flüstert: »Wenn ich ihn gefragt habe, ob er mit mir spielt ...« Er fährt mit dem Finger auf

dem Teller im Kreis, seufzt dann: »Ich wollte gar nicht wirklich mit ihm spielen, aber er hat mir ... er saß immer so auf dem Sofa.« Tränen rinnen über sein Gesicht.
»Ja, Tim, mir war das auch manchmal unheimlich.«
Erstaunt schaut er mich an, nickt und flüstert: »Mir auch.«
Auf dem Weg zum Kindergarten schmeißen wir Herbstlaub in den kleinen Bach und rennen nebenher.

Hannah schläft, ich ziehe meine Kreise vom Schlafzimmer ins Wohnzimmer, über den Flur wieder ins Schlafzimmer zurück, es stimmt einfach nicht, die Einteilung der Räume, einfach verkehrt. Im Schlafzimmer bleibe ich stehen: dieser Raum, groß, hell die

Altbaudecke mit Stuck, heller Dielenboden, mittendrin mein Bett, verloren im Raum. Ullis großer schwarzer Esszimmerschrank, er soll nicht in den Keller, er soll bleiben, doch im jetzigen Ess-Wohnzimmer hat er keinen Platz. Dieses Zimmer hier ist einfach kein Schlafzimmer. Seufzend setze ich mich aufs Sofa. Dies wäre ein wunderbares Kinderzimmer. Ist der Gedanke nun ein Frevel oder ein Unding?
Es läutet. Marvin stürmt die Stufen herauf: »Hey, hast du einen Kaffee?«
»Klar, komm rein!« Er schlüpft aus den Schuhen, seine Locken wackeln im Takt, niemand in meinem Leben ist wie er einfach immer da.
»Was ist?«, fragt er und kneift seine Augen zusammen.
»Nichts, ich freu mich, dass du kommst.«
Er lacht und winkt ab. »Was ist jetzt eigentlich mit deinen Studienplänen?« Perplex schaue ich ihn an. »Miriam hat erzählt, dass sie dich zufällig getroffen hat. Sie fragte mich, ob du jetzt

trotzdem studierst, Ulli hatte ihr von euren Plänen erzählt. Nun, ich habe die ganze Zeit nie danach gefragt, ich habe dich nie gefragt, wie dein Leben jetzt eigentlich aussehen soll.« Verlegen schaut er in seine Tasse.

»Wenn ich einen Wunsch frei hätte, also dann, dann würde ich mir das wünschen.« Er lächelt. »Aber Marvin, es ist einfach nicht möglich. So verschuldet, wie ich bin, kann ich kein solches Projekt beginnen.«

»Es muss doch einen Weg geben, ich weiß noch, wie du das allererste Mal diesen Gedanken hattest, damals, nach der Abschlussprüfung zur Krankenschwester.«

»Ja.«

Gedankenverloren nippen wir an unseren Tassen.

Hannah klappert mit der Trinkflasche am Gitterbett, sie ist aufgewacht. Mit ihr auf dem Arm kehre ich in die Küche zurück.

»Komm doch einfach mal mit mir in die Fachhochschule und informiere dich, schau dir auch die Krabbelgruppe an. Soweit ich von Miriam weiß, nimmt diese die Kinder nach individueller Absprache. Und eigentlich müsstest du doch, genau wie ich, Eltern-unabhängiges Bafög bekommen, da du eine Ausbildung hast, ich meine, das ist ...«

»Ach, Marvin«, winke ich ab, »hast du meinen Kontostand vergessen, ich muss ... ich muss irgendwie den Kopf über Wasser halten, ich kann doch nicht auch noch studieren.«

Er streckt seine Hände Hannah entgegen, freudig lässt sie sich auf den Arm nehmen. »Es muss doch eine Möglichkeit geben!«

Zwei Kinder, Schulden ... Wovon sollte ich leben und auch noch studieren? Marvin kitzelt Hannah, sie gurrt und lacht, er hält sie hoch über seinen Kopf, sie prustet ihm ins Gesicht.

»Marvin, wie hoch ist eigentlich das Bafög? Wie viel Zeit wäre ich tatsächlich an der Fachhochschule? Könnte ich trotzdem meine Dienstage weiterarbeiten?« Er lacht und sagt: »So gefällst du mir viel besser, lass es uns herausbekommen!«

Müde liege ich an diesem Morgen im Bett, Tim und Hannah sind schon in der Küche. »Papa«, höre ich Hannah unvermittelt und klar sagen. Angestrengt lausche ich, doch nur das Kratzen des Löffels auf dem Fruchtzwergboden ist zu hören. »Mund auf!«, sagt Tim. »Der ist doch tot! Komm, wir wecken die Mama.« Ich verkrieche mich unter der Decke, erbarmungslos kitzeln sie an meinen Füßen, ich weiß nicht, soll ich den Papa aufgreifen oder soll ich besser warten? Hannah klettert auf meinem Bauch und spielt Hoppe hoppe Reiter. Ganz aufgeregt wackelt sie mit den Händen, wenn der Reiter plumpst. Das Wort Papa kommt nicht mehr, vielleicht doch nur ein Wortspiel?

Der Hunger treibt uns aus dem Bett, ich öffne das Fenster, kalter Wind schlägt mir entgegen. Der Himmel ist grau, jetzt kann ich es nicht mehr vor mir herschieben, ich muss für die Kinder neue Winterjacken besorgen. Der Berechtigungsschein für die Kleiderkammer fällt mir wieder ein, doch der Gedanke, tatsächlich dorthin zu müssen, dazuzugehören, zu den Menschen, die es allein nicht schaffen, frustriert mich zutiefst. Hannah kommt und zeigt mir ein Stofftier, sie lacht, doch ich kann nicht, kann nicht lachen, kann nicht reden, kann nur sitzen, habe Angst vor dem Schwinden der Träume. »Meina wau wau!« Strahlend steht sie vor mir. Was habe ich dir angetan! Warum habe ich nicht viel früher gesehen, was passieren wird? Ich streichle ihre Wange, große wache blaue Augen. »Wau, wau.«

Das Telefon klingelt, Mutter ist dran, sie bemerkt, dass etwas los ist, sie fragt, will wissen, doch ich will sie nicht belasten. »Jetzt sag schon, was ist?«
Sie atmet schwer und ich kann kaum reden. Ihr gepresster Atem dringt in mein Ohr, sie kämpft ums Überleben und ich heule wegen Berechtigungsscheinen und getragenen Winterjacken. Bruchstückhaft erzähle ich von der Kleiderkammer, sie fragt, ob wir heute Mittag zu Hause sind, Scham und Verzweiflung über das Nicht-bezahlen-Können der Jacken verschlucken meine Worte, ich kann nur nicken.
Um drei läutet es, blass, zerbrechlich, aber lächelnd ringt Mutter nach Luft. »Komm«, sagt sie, »lass uns Jacken für die Kinder kaufen!« Ich ergreife ihre schmalen Finger, gemeinsam ringen wir mit den Tränen.
Zwei Stunden später stolziert Hannah in ihrer flotten, roten Jacke mit Pelzimitat an der Mütze durch das Esszimmer. Tim freut sich über seinen Anorak. Wenn es gut geht, passen die Jacken noch nächsten Winter. Mutter liegt erschöpft auf dem Sofa, sie klatscht, als Hannah vorbeigeht. »Das hat sich doch gelohnt!«, sagt sie: »So gut steht dir die Jacke, Hannah.« Sie richtet sich auf: »Jetzt geht es wieder, jetzt kann ich gleich nach Hause fahren.« Sie lächelt: »Bevor ich es vergesse, dein Vater hat mich angerufen, er plant für Weihnachten, dass er und seine Freundin und ich mit dir und den Kindern eine Hütte mieten, um dort die Weihnachtstage gemeinsam zu verbringen. Das ist doch eine nette Idee, nicht?« Bevor ich etwas sagen kann, steht sie auf: »Ich meine, in den letzten acht Jahren haben wir nie mehr gemeinsam gefeiert.« Früher doch auch nicht, denke ich und sehe uns jeden Heiligabend zu Großmutter eilen. Ich will etwas sagen, doch sie

winkt ab und sagt: »Lass gut sein, ich bin ganz erledigt, ich will jetzt nur noch nach Hause.«

»MAMA, HANNAH HAT MEIN LEGOAUTO schon wieder kaputt gemacht!« Heulend steht Tim mit dem zerbrochenen Gefährt in der Küche. »Euer Zimmer ist einfach zu klein.« Er nickt. »Weißt du, mir gefällt unsere Raumaufteilung auch nicht richtig, ich schlafe im alten Wohnzimmer, das ist mir viel zu groß, und das jetzige Ess-Wohnzimmer, nun, das geht schon, aber richtig gut passt das Sofa auch nicht hinein. Ich habe mir neulich schon mal überlegt, ob ihr vielleicht ins Ess-Wohnzimmer umsiedelt?«
»Ein größeres Zimmer wäre schon schön.«

Ich nicke, er runzelt die Stirn. »Ist schon irgendwie komisch, oder?«, frage ich nach.
»Weiß nicht«, meint er und geht durch das Zimmer. Hier hat Ulli sich erhängt. Tim schaut sich schweigend um. »Hast du schon mal hier geschlafen, Mama?«
»Ja, immer, wenn ich auf dem Sofa eingeschlafen bin.« Er lächelt, dreht sich im Kreis.
»Wir könnten aber auch diesen Raum weiter als Ess-Wohnzimmer lassen und ihr nehmt mein jetziges Schlafzimmer.«
»Das war aber als Wohnzimmer früher viel schöner!«
»Das stimmt.«
»Wir müssen uns nicht heute entscheiden, lass dir Zeit, okay?«
»Mhm« ist alles, was er darauf antwortet.
Mittags ziehen wir wieder einmal los, um den Großeinkauf zu erledigen. Hannah wackelt neben mir her, Tim rennt zum Einkaufswagen und strahlt über das ganze Gesicht, als es ihm gelingt, den Wagen aus der Schlange zu ziehen. Samstag, ich hätte

mir denken können, dass es voll ist. In den Regalen stapeln sich Lebkuchen und Nikolause, Zimtsterne und Weihnachtsdekoration. »Mama, Mama, schau, wie schön!« Ein großer, lachender, dickbackiger Weihnachtsmann als Fensterbild. Fünf Mark kostet er. »Bitte, bitte, der ist soo schön!« Hannah klatscht begeistert in die Hände. Ich sollte sparen ... »Okay!«

Ich will Weihnachten nicht mit auf diese Hütte! Mit jedem Schritt formt sich mein Nein klarer, auch wenn ich noch nicht weiß, wie ich Weihnachten verbringen will. Vater hat nicht angerufen, er wird es wohl auch nicht, es wird laufen wie immer: Mutter informiert mich, ich informiere sie. Wie wird sie reagieren? »Mama, darf ich unten im Wagen liegen?«

»Pass auf deine Finger auf!« Tim lacht und legt sich auf die Kistenablage.

Ich könnte, wie schon immer an Heiligabend, mit Mutter und Tanten und Onkeln bei Großmutter feiern. Das ist der Brauch, das ist das Muss, schon als Kind fand ich schade, dass wir mit unserer Bescherung hetzen mussten, damit wir rechtzeitig bei Großmutter waren.

»Meina Baba?« Hannahs lauter Zweiwortsatz reißt mich aus meinen Gedanken und bevor ich reagieren kann, ruft Tim von unten: »Das habe ich dir doch gesagt, der hat sich erhä-ngt!«

»Also, so was!«, entrüstet sich die Frau vor uns, ihr Mann starrt uns an, als hätte ich im Zoo die Seiten gewechselt. Fluchtartig schiebe ich den Wagen in ruhigere Bereiche. »Mama? Meina Baba?« Direkt schaut sie mich an.

»Hannah, Tim hat recht, Ulli ist tot.«

»Meina Baba dod!«

»Ja!«

Was bewirken diese Worte in ihr? Sie lächelt und greift nach einer Kekspackung im Regal. Tim hüpft auf und ab. »Au ja, die will ich auch.« Sie albern herum, wir ziehen weiter an den Regalen vorbei, der Wagen füllt sich. An der Kasse sagt Hannah gut gelaunt: »Meina Baba dod.« Tim stellt sich vor sie und hält sich am Griff des Einkaufwagens fest: »Das ist nicht lustig, Hannah!«

Ich muss schmunzeln. Tim schaut mich vorwurfsvoll an. »Entschuldige, du hast ja recht, Tim, das ist nicht lustig.« Er schiebt den Wagen ein Stück weiter. Ich glaube, Hannah weiß noch nicht, was diese Worte bedeuten. Er zieht an meinem Ärmel und deutet hinter mich. »Freya!« Sie eilt auf uns zu, den Wagen voller Hasenstreu und Futter stellt sie sich zu uns in die Schlange. »Sind die Hasen schon bei dir eingezogen?«, frage ich schmunzelnd. Sie rollt mit den Augen: »Morgen, morgen ist es so weit.«

»Ja und hast du dich schon informiert?«, fragt sie.

»Informiert?«

»Na, nach den Studienbedingungen.«

»Nein.« Ich rolle die Augen: »Vielleicht morgen.«

Sie stupst mich: »Komm in die Pötte, Klarheit fördert Leben, oder wie war noch dein Spruch?«

»Wahrheit ... aber Klarheit ist auch nicht schlecht.«

»Mama, Mama, wir sind dran!« Eifrig legt Tim die Fruchtzwerge aufs Band.

»Versprich es!«

»Ich muss auf Marvin warten, bis er Zeit hat!«

Ich greife nach dem Salat. Ich kann keine Winterjacken kaufen und denke ans Studieren, das geht doch nicht zusammen!

Freya kommt um den Wagen herum, drückt mir einen Kuss auf

die Wange: »Erst wenn du alle Fakten hast, kannst du tatsächlich entscheiden.« Sie stupst mich ans Schienbein.

»50 Mark und 45 Pfennig«, sagt die Frau an der Kasse.

Zu Hause erwartet mich Post aus England im Briefkasten. Ich setze mich und betrachte den Brief von Mary und Bob. Zu Ostern hatte Mary uns geschrieben, doch ich habe das Antworten einfach vergessen. Ich reiße den Umschlag auf, eine Karte mit liebevollen Weihnachtsgrüßen und ein Brief. Sie waren diesen Sommer wieder in Frankreich, am selben Campingplatz, auf dem wir sie im Sommer vor drei Jahren kennengelernt hatten. Jener Urlaub war unser erster Urlaub mit Kind. Bob und Mary, beide Mitte sechzig, zelteten direkt neben uns. Sie fielen auf, denn sie waren mit Abstand die ältesten unter den Zeltenden. Beide hatten schlohweißes Haar und schliefen im kleinsten Zelt am Platz. Auch ihr Tisch und die zwei Stühle, alles nur halb so hoch. »Platzsparend«, sagten sie damals lachend und deuteten auf ihr kleines Miniauto. Wir lernten einander kennen, sie waren so liebevoll, mit uns, mit Tim, und mit sich selbst. Liebevolle Achtsamkeit trotz jahrzehntelanger Ehe. Dass so etwas überhaupt möglich ist, war mir fremd und berührte mich jeden Tag aufs Neue. Für Ulli und mich konnte ich mir das für später schon damals nicht vorstellen. Ich hatte mich für diesen Gedanken geschämt und wollte ihn nicht wahrhaben. Mir wird übel, wieder einmal hatte ich meiner inneren Stimme keine Beachtung geschenkt. Ich habe sie verdrängt, weggeschoben, fortgedacht. Das ist der Vorwurf, den ich mir wegen Ullis Suizid mache. Was wäre gewesen, wenn ich ... Der Kloß in meinem Hals schwillt, doch Wenn-dann-Sätze helfen nicht. Annehmen – ich mich. Verzeihen – ich mir. Leise weine ich in meine Hände. Darin liegt meine Chance.

He decided to die ... So ausführlich und präzise es mir mein Englisch erlaubt, erzähle ich von der vergangenen Zeit, lege Fotos von Tim, Hannah und mir in den Umschlag und lösche zufrieden das Licht.

Doch ich kann nicht einschlafen, die Fahrgeräusche der vereinzelten Autos verhindern meinen Schlaf. Ich stehe auf, schaue aus dem Fenster, nichts, nur eine Katze, die die Straße um diese Uhrzeit gefahrlos überqueren kann. Es sind die Gefühle im Hinblick auf Weihnachten, die mir den Schlaf verweigern. Die Fensterscheibe kühlt meine Stirn. Wenn ich Weihnachten mit auf diese Hütte ginge, dann wären alle zufrieden, außer mir. Wenn ich nicht mitgehe, dann sind alle gekränkt, außer mir. Ich verkrieche mich unter der Decke. Wenn ich meinem Bedürfnis folge, werde ich andere kränken. Tim seufzt, dreht sich um. Ich hoffe, dass ich dir Wahlmöglichkeiten zugestehen kann. Es muss doch möglich sein, dass wir die Bedürfnisse des anderen achten, ohne uns selbst so verbiegen zu müssen. Tim seufzt erneut, reibt schlaftrunken seine Augen, schaut mich an und versinkt lächelnd in die Welt seiner Träume.

»Mama, wo wird mein Bett stehen?«

»Bitte?«

»Wenn Hannah und ich dieses Zimmer nehmen?«

»Das kannst du dir aussuchen.«

Wie aus der Pistole geschossen antwortet er: »Meins soll genau hier stehen. Hier neben dem Fenster!«

»Du willst also in dieses Zimmer umziehen?«

»Ja, und wenn es mir nicht gefällt, dann ziehe ich einfach wieder aus.« Mit den Fingern streiche ich ihm durch sein stoppelkurzes Haar.

»Okay, probieren wir es aus.«
»Gleich?«, fragt er aufgeregt.
»Nein, ich rufe Freya und Marvin an und wenn beide am Samstag Zeit haben, dann könnten wir umziehen!«
»Ja, ja! Hannah, wir bekommen ein großes Zimmer!« Er packt sie an der Hand, geht mit ihr von Raum zu Raum und erzählt, was wohin kommt.
»Tim, komm, wir müssen uns ranhalten, der Kindergarten ...«
Direkt vom Kindergarten mache ich mich mit Hannah auf den Weg zur Fachhochschule, Marvin wartet schon. Wir durchkämmen alle Gebäude, bei der Studenteninfo wartet er mit Hannah draußen. Geduldig erklärt mir die Frau, dass ich elternunabhängiges Bafög bekomme, dass die Möglichkeit besteht, Sozialhilfe für die Kinder zu beantragen und eventuell auch Wohngeld. Doch endgültig könne man erst wissen, wie hoch mein Einkommen sein wird, wenn die Witwenrente berechnet ist. Niedriger als die Sozialhilfe jetzt würde es nicht sein, beruhigte mich die freundliche Frau.
Marvin strahlt, als ich ihm berichte, dann zieht er mich hinter sich her und bleibt vor der Krabbelgruppe stehen. Die Tür ist offen, einige Kinder werden gerade gebracht. Neugierig linsen Hannah und ich um die Ecke: Lauter Zwerge in Hannahs Größe, gemütlich eingerichtet, Hannah will sofort auf den Boden. »Nein, das geht nicht.« »Klar geht das, lass sie ruhig«, meint Marvin. Hannah stapft selbstbewusst los. »Wirst du hier studieren?«, fragt eine Frau, die etwa in meinem Alter ist. Sie lacht, als ich mit den Schultern zucke. »Ich war mir auch unsicher, so mit Kind und dem ganzen Drumherum, aber ich kann es nur empfehlen.« Kurz berührt sie meinen Arm, schnappt sich ihre Umhängetasche und eilt davon.

»Hannah, komm, wir gehen!« Marvin begleitet uns zum Fahrrad: »Und?« »Ach, das fühlt sich aufregend, spannend und unmöglich, unglaublich und vielleicht doch einfach möglich an ...«
Er lacht laut, nimmt mich in den Arm. »Spring!«, flüstert er. »Du kannst nur gewinnen.«
Beschwingt fahre ich nach Hause, studieren, andere Leute, neue Eindrücke und irgendwann einen Abschluss, mehr Möglichkeiten für mein Leben, später. Hannah reibt sich die Augen, ich trete schneller und weiß plötzlich, was ich an Weihnachten zu tun habe: Ich werde dieses Jahr, das erste Mal in meinem Leben, an Heiligabend nicht zu Großmutter fahren. Ich beuge mich nach vorn, küsse Hannah ins Genick. Wir werden unser Fest feiern und wenn ich heulen muss, geht davon unsere Welt nicht unter. Hannah lacht, streckt die Arme nach oben, wir lassen das Rad laufen, hinab in die Unterführung, ohhhhhh, hallt es unter der Brücke, ein kleiner Junge am Rand lacht und winkt.
Plätzchenteig braucht seine Zutaten, ich telefoniere mit Großmutter, sie gibt mir ihr Rezept. »Du brauchst keine zu backen, ich mache genügend, die kannst du dann an Heiligabend mitnehmen.« Ich kneife, sage einfach nur Danke und gehe mit Hannah einkaufen.
An der Kasse entdeckt Hannah die Schokolade und streckt die Hände danach aus. Die ältere Frau vor uns stupst Hannah an und spielt mit ihr Kuckuck. Der Schokoriegel ist vergessen. »Daa! Da!«, lacht Hannah jedes Mal, wenn die Frau hinter ihren Händen wieder hervorkommt.
»Meina Baba dod«, sagt Hannah unvermittelt. Mitleidig schaut die Frau zwischen Hannah und mir hin und her, dann kommt sie näher und berührt zögernd Hannahs Wange: »Du Arme.«

Hanna hört auf zu lächeln. »Du armes Kind.« Die Frau greift ins Regal und gibt ihr den Schokoriegel: »Der geht auf mich.« Hannah strahlt übers ganze Gesicht und wiederholt ernst: »Meina Baba dod.«

Die Frau seufzt und legt ihren Einkauf auf das Band.

Hannah spielt mit diesen Worten und bekommt dafür sogar Schokoriegel geschenkt. Ich seufze und lächle zugleich. Das soll nicht zur Masche werden, sie muss wissen oder wenigstens ahnen, was diese Worte bedeuten.

»Hannah, soll ich dir deinen Papa zeigen?«

Flink kommt sie um die Ecke, krabbelt aufs Sofa und schaut mich erwartungsvoll an. Ich schlage das Fotoalbum auf. »Schau, das ist Ulli, das war dein Papa.«

Sie folgt meinem Finger: »Meina Baba?«

»Auf dem Friedhof.«

»Baba Fidof«, sagt sie und lächelt mich an.

»Dein Papa ist tot, er ist beerdigt auf dem Friedhof, das ist traurig.« Ich hätte viel öfter dorthin sollen, schießt es mir durch den Kopf, vielleicht wüsste sie dann, wovon ich rede. »Komm, Hannah, wir gehen auf den Friedhof und anschließend holen wir Tim vom Kindergarten ab.«

Farblos liegen die Gräber in ihrer Winterstarre vor uns, der Himmel wolkenverhangen.

»Meina Baba?«

»Er wohnt hier, also, er ist hier beerdigt. Wir können ihn nicht sehen, er ist tot.«

Mit ernstem Gesicht schaut sie sich um, entdeckt ein rotes Grablicht, läuft hin und lacht.

»Komm, Hannah, hier lang!«

Vor Ullis Grab gehe ich in die Hocke. »Hier ist er begraben.« Ich deute auf die Erde. Mit großen Augen schaut sie mich an: »Baba da?« Sie zieht ihre Hand aus meiner und tritt gegen einen unserer bemalten Steine. Dann wendet sie sich ab und stapft davon.
Unter blätterlosen Bäumen kickt sie die Kiesel des Weges vor sich her. Ihre rote Jacke, der einzige Farbklecks weit und breit.
Endlich bleibt sie stehen, dreht sich um. »Blöd«, sagt sie und greift nach meiner Hand. »Stimmt«, antworte ich leise, bis zum Auto lassen wir uns nicht mehr los.
Voller Begeisterung klebt Tim den großen Nikolaus an die Balkontür in der Küche, der erste Advent kann kommen, wir haben

einen Kranz. »Tim, bist du dir immer noch sicher, dass wir es so machen sollen mit den Zimmern?«
Aufrecht sitzt er beim Essen auf seinem Stuhl: »Ja, ich will.«
Ich lache und greife nach dem Telefon: »Ich will auch, deshalb rufe ich jetzt Marvin und Freya an, wenn die können, dann ...«
Beide können, beide werden kommen, die ganze Woche über sortieren wir und misten die Zimmer aus. Hannah ist aufgeregt, denn sie bekommt auch ein so großes Bett wie Tim.
Am Samstag besorgt Tim beim Bäcker Brötchen, er hat den Schlüssel mitgenommen und bringt sogar die Post mit hoch.
»Mama, da ist ja schon so früh ein Brief da!«
»Oh, wir haben gestern vor lauter Werkeln die Post vergessen, zeig mal!«
Bob und Mary! Erfreut reiße ich den Umschlag auf. Liebe Lisa, wir sind schockiert über Ullis Suizid, so jung, wie geht das nur? Doch vor allem, wie geht es dir? Wie erlebst du all das? Wie

schaffst du es mit den Kindern? Hast du Unterstützung? Wie könnten wir dir helfen? Ihre Worte verschwimmen in meinen Tränen. »If you need to relax, come to us, we would be happy!« Aufgewühlt falte ich das Papier zusammen.

»Mama, was hast du? Ist der Brief schlecht?«

»Nein, Tim, das ist ein ganz lieber Brief, der rührt mich so.«

»Wer hat denn da geschrieben?«

»Mary und Bob aus Cardiff in England. Du warst noch ganz klein, als Ulli und ich sie kennenlernten. Sie sind so nett.«

»Haben die auch Kinder?«

»Ja, aber die sind fast so alt wie ich.«

»Sooo alt?«, fragt er erstaunt. Es läutet, er rennt los. Freya stürmt herein und kitzelt ihn.

»Was ist denn mit dir los? Geht's dir nicht gut?«, fragt sie.

»Doch«, antwortet Tim, »sie hat einen lieben Brief bekommen und muss deshalb heulen.« Freya hält sich die Hand vor den Mund, um nicht loszulachen, da läutet es schon wieder. Marvin kommt.

In der Küche stehen wir zu dritt, trinken Kaffee, beide lesen Marys Brief, beide finden, dass die Worte wirklich ganz berührend sind. »Du musst da hinfahren«, meint Freya. »Das wäre doch toll, gleich nächstes Jahr.«

Ich winke ab: »Darüber mache ich mir dann Gedanken, jetzt ist hier angesagt!«

Wir krempeln die Ärmel hoch, Chaos in null Komma nix. Schrauben, die verloren gehen, Kinder, die im Weg herumstehen. Schränke und Regale werden von einem ins andere Zimmer geschoben. Gegen Mittag lichtet sich langsam das Durcheinander, im Kinderzimmer stehen die Betten, Tim und Hannah sind ganz aus dem Häuschen und rennen über den

Flur ins Kinderzimmer, durch die zweite Zimmertür direkt ins Wohnzimmer und wieder in den Flur. Endlich ein offener, herrlicher Rundweg. Das Wohnzimmer ist dem alten wieder ähnlich, dort essen wir an diesem Abend Pizza. Die Kinder wollen in ihren neuen Betten schlafen, erledigt, wie sie sind, dauert das Schlafengehen keine zehn Minuten. Marvin wirft die Tagesdecke über mein Bett, an der Tür bleibe ich stehen, der Raum ist schmal und lang, aber nicht eng. »Heimelig!«, sage ich. »Ja«, meint Freya und nimmt mich in den Arm. Marvin dreht sich im Kreis: »Ja, es ist wirklich gemütlich und schön.« Er grinst über das ganze Gesicht: »Männerbesuch wäre jetzt durchaus möglich!« Freya schüttelt mich lachend:

»Ja, also am Zimmer liegt es jetzt nicht mehr.«
Marvin kommt ganz nah: »Sehe ich da eine dezente Röte?« Ich winde mich lachend frei: »Hört auf, ihr ...«
Es ist weit nach Mitternacht, seit Ullis Tod liege ich das erste Mal allein in meinem Bett, allein in meinem neuen Zimmer. Allein. Keine Autolichter, keine Straßengeräusche, zufrieden rolle ich mich unter der Decke zusammen.

Bob und Marys Zeilen berühren mich nachhaltig, ich fühle mich ungewohnt angenommen, wage jedoch kaum, diesem Gefühl zu trauen. Es ist fremd, ich kann auf nichts ähnlich Vertrautes in mir zurückgreifen. Es läutet, Hannah ist genauso schnell an der Tür wie ich. Lachend zieht sie den Griff nach unten. Marvin steht da, grinst: »Ich hab was Interessantes für dich in Erfahrung gebracht.« Erst rückt er seine Brille zurecht, dann zieht er den Tabak aus der Tasche. »Wir haben in einer Vorlesung vom SKF gehört, Lisa, ich glaube das wäre was für dich!«

»SKF?«
»Sozialdienst katholischer Frauen, die unterstützen Frauen, die unverschuldet in Not geraten sind. Du könntest so vielleicht einen Teil deiner Schulden tilgen und dann leichter mit dem Studium beginnen, das wäre doch was!«
Ich greife nach meinen Zigaretten. Unverschuldet, das Wort, das alles in den Hintergrund drängt und drohend vor mir steht. Unverschuldet – niemand hat meinen Mann überfahren, kein Sturm hat mein Dach abgedeckt, ich habe meinen Anteil zu tragen. Bedächtig schüttle ich den Kopf.
»Wie, nein?«, meint Marvin aufgebracht. Mein Atem und der Rauch werden in der Kälte zu einer großen Wolke.
»Hey, was ist denn?«, fragt er irritiert.
»Mensch, Marvin, ich bin nicht unverschuldet in Not geraten!«
Erschrocken tritt er einen Schritt zurück. »Oh Mann!«, sagt er resigniert und lässt sich auf einen Stuhl fallen. »Ich verstehe dich nicht«, setzt er hinterher. Der warme Rauch brennt in meiner Lunge. »Wenn, wenn ich bereit gewesen wäre oder, sagen wir, nicht so feige, dann hätte ich die Weichen meines Lebens anders gestellt, verstehst du? Ich hätte diesen Kreditvertrag nicht unterschrieben. Also ...«
Marvin greift nach meiner Hand. »Du bringst da was durcheinander. Sicher, du hast den Kredit unterschrieben, mit der Hoffnung, ihn abzutragen. Du hast nicht berechnend Vorteile für dich erwogen.« Er drückt mir die Telefonnummer in die Hand: »Das ist eine Chance, verstehst du? Deine. Die Kommission wird entscheiden, ob du unverschuldet in Not geraten bist oder nicht.«
Er legt den Arm um mich, leise und eindringlich spricht er auf

mich ein: »Ich habe nur eine vage Ahnung, aber stell dir vor, jemand würde dein Leid sehen, dein Ringen um dich und deine Wahrnehmung anerkennen.«

Seine Worte schnüren meinen Hals enger.

»Solange ich dich kenne, bist du für vieles verantwortlich gewesen, auch für Dinge, die wahrlich nicht die Deinen waren.«

Corinna kommt auf ihren Balkon und winkt, doch Marvin lässt sich nicht abbringen: »Lisa, weißt du noch, als wir in der Ü-Vierzig-Disco nach deinem Vater suchen sollten, weil deine Mutter aufgelöst und verzweifelt im Wohnzimmer saß. Wir kamen ohne ihn zurück, weißt du noch?«

Der Tränenklos im Hals schwillt. Es war so peinlich, zwischen all den Alten hindurchzugehen mit der Absicht, den Vater in flagranti zu ertappen ... gebetet hatte ich damals, dass er nicht da sein möge. Marvin drückt mich: »Deine Mutter hat dir dann vorgeworfen, dass du womöglich nicht richtig geschaut hast, dass du verantwortlich bist für ...«

»Ich hatte so ein schlechtes Gewissen, da ich ihn auch gar nicht finden wollte«, flüstere ich.

»Das war auch wahrlich nicht deine Aufgabe!«, sagt Marvin, lässt mich los und zieht an seiner Zigarette. »Und jetzt stell dir vor, Fremde verstehen dein Handeln, unterstützen dich und erleichtern dir deinen Weg. Ich glaube, das kannst du eigentlich gar nicht ertragen.«

Lautlos durchweichen meine Tränen sein Hemd.

Das Nikolausfest bei Jutta war schön, wir hatten alle Spaß, ich habe andere alleinerziehende Mütter kennengelernt, natürlich war das Weihnachtsfest auch Thema. So verschieden wird damit umgegangen! Jutta bleibt mit Ruben allein bei sich: Als sie das in der Runde erzählte und meinte, dass sie das schon seit Jahren so handhabt, ist mir bewusst geworden, dass ich sie nie gefragt habe, nie gefragt, wie sie diese Tage und Feste des Jahres verbringt. Ich habe sie nie danach gefragt, wie sie ihr Alleinsein bewältigt. In ihrer Küche erwischte ich sie später ungestört, sie hat geweint, nachdem ich mich entschuldigt habe, und gleichzeitig hat sie sich gefreut. Als ich ging, konnten wir uns seit Langem wieder einmal umarmen.

»Mama, aber wir haben auch einen Tannenbaum, oder?«

»Aber sicher, den kaufen wir kurz vor Heiligabend.«

»Weiß das Christkind denn, dass ich mir die Ritterburg wünsche?«

»Mal es auf und stecke es in einen Umschlag, dann legen wir ihn auf den Balkon, bestimmt wird dein Wunschzettel abgeholt.«

Tim grinst, ich weiß nicht, ob auch er mit mir spielt, aber wir haben beide Spaß dabei. Das Telefon klingelt, Mutter ist dran: »Schade, dass ihr am Nikolausabend nicht da wart, ich hätte euch gerne etwas vorbeigebracht.«

Tim hüpft vor mir herum, will den Hörer haben: »Oma, Oma, der Nikolaus war in echt da und ich habe sogar was bekommen.«

Gedämpft höre ich ihr Lachen. »Ja, und Weihnachten feiern wir ...«

So, denke ich, jetzt muss ich Farbe bekennen, keine Hütte, aber auch kein Heiligabend bei Großmutter, so wie es in meinem Leben immer war. Ich schüttle den Kopf, hindere Tim am Weiterreden, er schaut etwas irritiert und gibt mir den Hörer.

»Hallo Mutter.«

»Hallo Kind.«
»Gut, dass du anrufst, Mutter, ich wollte dir wegen Weihnachten was sagen, ich möchte nicht auf diese Hütte gehen …«
»Ach, das kann ich verstehen und irgendwie wir alle, ich meine, dein Vater und seine Freundin, ob das so gut wäre – ehrlich gesagt bin ich grad erleichtert, dann feiern wir eben wie jedes Jahr Heiligabend bei Großmutter.«
Die Unsicherheit flattert durch meinen Körper, doch ich habe eine Entscheidung getroffen. »Was ist?«, fragt Mutter in mein Schweigen hinein. Ich halte mich am Hörer fest: »Ich werde an Heiligabend hierbleiben, mit den Kindern.« Ich fühle ihren Schmerz, sind wir doch immer, auch wenn wir gar nicht wollten,

den Regeln des Heiligen Abends gefolgt.
»Andere sind dir ja seit Längerem nicht mehr wichtig«, sagt sie in die Stille hinein.
Tränen schießen mir in die Augen. Eins, zwei, drei, vier …
Sie räuspert sich: »Gut, du musst ja wissen, was du willst.«
Ich nicke, sie legt auf. Erleichterung und Trauer in meinem Herzen. Tim greift nach meiner Hand und fragt: »Ist die Oma jetzt traurig?«
»Ich glaube schon.«
»Aber sie ist doch gar nicht allein!«
»Nein, sie ist nicht allein.« Er klettert auf meinen Schoß, ich drücke ihn an mich, ganz weich sein Rücken. »Nein, sie ist nicht allein.«
An diesem Abend rufe ich in Cardiff bei Bob und Mary an, so weich und warm ihre Freude über meine Stimme. Natürlich fragen sie nach dem Weihnachtsfest, ich erzähle von meinem Ringen und meiner Entscheidung. Geduldig wartet Mary, bis

ich ausgeweint habe. »When ever you want, come to us, you are very welcomed every time, you only need the money for the flight, did you hear me?« Ich schüttle den Kopf, mir fehlen die Worte in Englisch wie in Deutsch. Ich lege auf und weiß, ich will fliegen.

Zwischen den Jahren soll man keine Wäsche waschen, hat Mutter immer gesagt, man spült damit jemanden aus dem Haus. Zwischen den Jahren, zwischen den Welten, zwischen zwei Leben, zwischen, zwischen ... Sorgsam hänge ich die Wäsche auf. Dieses Weihnachtsfest war so eigen, so schön, so traurig, so einsam und dennoch so lebendig. Ich schüttle das T-Shirt, greife nach den Wäscheklammern. Mutter hat meine Entscheidung akzeptiert, ihr Vorwurf zwischen den Sätzen war schon beim nächsten Gespräch verschwunden, das hat es mir erleichtert.

Freya steht vor der Tür: »Stör ich?«

»Nein, ich kann immer jemanden brauchen, der beim Wäscheaufhängen hilft.« Sie lacht und folgt mir ins Esszimmer. »Was machst du Silvester?«, fragt sie und greift nach Tims Socken.

»Nichts, dies wird das erste Silvester sein, das ich verschlafe, und das ist gut so.« Sie lacht und klammert die Socke fest. »Und du?«

»Ich bin eingeladen, aber eigentlich will ich wissen, wie deine Feiertage so waren?«

»Nachdem du am Heiligabend gegangen bist, habe ich mit Tim gekocht, das war schon seltsam, aber wir hatten dennoch Spaß. Wir haben Kerzen angezündet, gesungen, Geschenke ausgepackt, dank dir und Marvin hatte auch ich Päckchen zum Auspacken. Das war sehr schön. Als die Kinder dann im Bett waren ... na ja, da war dann alles vorhanden ...«

»Hat er dir gefehlt?«
Ich betrachte ihr schmales Gesicht und ihre flinken warmen braunen Augen.
»Wenn ich ehrlich bin, habe ich nicht Ulli vermisst, ich habe jemanden vermisst.«
Sie schmunzelt.
»Jemand, an den ich mich anlehnen könnte.« Ich spüre die Röte.
Freya stupst mich und zwinkert mir zu: »Gut, und wann ist jetzt der Termin beim Sozialdienst katholischer Frauen?«
Dankbar für den Themenwechsel lache ich auf: »Am 7.1.«
»Darf ich dich was fragen, vielleicht ist das jetzt etwas unpassend oder so, und wenn ich ehrlich bin, beschäftigt es mich seit der Trennung von Mark selbst. Hast du eigentlich keine Angst vor einem neuen Mann? Ich meine, nachher stellt sich heraus, dass er Ähnlichkeit hat mit Ulli oder so. Ich meine, woher soll man wissen, dass er wirklich anders ist?«
Ich schaue in den kahlen, grauen Winterhof. »Also, ich hoffe doch, dass sich nicht alle Männer, die sich in mich verlieben, umbringen müssen.«
Freya stupst mich in die Seite: »Du wieder!«
»Scherz!«, sage ich: »Aber ... ich weiß es einfach nicht wirklich, ich habe Ideen im Kopf, doch alles erscheint mir zu theoretisch. Oder zu analytisch? Ich weiß nicht genau, wie ich mich wappnen sollte.« Freya seufzt. Mit aufgerissenen Augen trete ich dicht vor sie: »Ich werde ihn mir gaaaanz genau anschauen und Herz und Hirn zu Wort kommen lassen!!«
Sie drückt ihre Zigarette aus, grinst: »Ich guck mit!«
Lachend schlagen wir uns in die offene Hand. »Dann kann ja nichts schiefgehen!«

MIT HERZKLOPFEN durchquere ich den Hinterhof, an der Tür ein schlichtes Schild vom SKF. Das Wartezimmer ist leer, ich trete zum Fenster, schaue hinaus, unten schlurft eine alte Frau zu den Müllcontainern, sie schafft es nicht, mit einer Hand den großen Deckel nach hinten zu schieben, und stellt ihre kleine Mülltüte auf dem Boden ab. Ob sie diesen Deckel aufbekommt? Mit beiden Händen stemmt sie, auf Zehenspitzen stehend, den Deckel hoch. Sie rutscht mit ihren Fersen aus den grauen Wollhausschuhen, doch dann hat der Deckel seinen höchsten Punkt erreicht und gleitet von selbst weiter. Sie hat es geschafft und rutscht flink in ihre Schuhe zurück.

»Frau Meyerfeld?« Eine zierliche Frau Mitte fünfzig streckt mir lächelnd ihre Hand entgegen. »Müller meine Name, folgen Sie mir doch bitte.« Ihr Büro, gemütlich, mit einer Spielecke für Kinder. Mit Hannah auf dem Schoß setze ich mich. Selbst schuld an allem, keine Berechtigung – ich reibe meine feuchten Hände auf Hannahs Hose trocken.

»Erzählen Sie, was führt Sie zu mir? Wie kann ich Ihnen helfen?«

»Also ...« Frau Müller lächelt und schenkt mir ein Glas Wasser ein: »Hier!«

»Danke.«

»Wie alt bist du denn?«, fragt sie Hannah, diese streckt selbstbewusst zwei Finger in die Höhe. »Fast«, sage ich. Frau Müller lacht. Ich richte mich auf. »Ich bin hier, weil, mein Mann, er hat sich letztes Jahr im April erhängt und wir, wir sind ziemlich verschuldet ...«

Aufmerksam hört sie mir zu und will die Zusammenhänge genau verstehen. Längst hat Hannah meinen Schoß verlassen. Es ist das

erste Mal, dass ich Ullis und mein Leben chronologisch und mit Fakten verknüpft erzählen muss. »Ich bin nicht unbeteiligt in diese Situation geschlittert, ich habe meinen Anteil, ich möchte, dass Sie das wissen.« Für einen Moment betrachten wir einander. »Ich werde Ihre Geschichte der Kommission vortragen«, sagt sie. »Ich kann ihnen nichts versprechen. Sie müssen das, was sie mir heute erzählt haben, schriftlich wiedergeben.«
»Das werde ich.«
»Sobald der Antrag vorliegt, reiche ich ihn weiter.«
An der Tür ergreift sie meine Hand: »Ich werde mich für Sie einsetzen.« An der Tür zum Hof bleibe ich stehen und schließe für einen Moment die Augen.

Nie hätte ich gedacht, dass es mir so schwerfallen würde, die Fakten und emotionalen Aspekte zu Ullis Suizid miteinander zu verknüpfen und nachvollziehbar wiederzugeben. Die nächsten Abende sitze ich und überlege: Wann war was und wie? Stimmt die Erinnerung? Heute, endlich, sind die sechs Seiten fertig. Langsam schlendern Tim, Hannah und ich vom Briefkasten zurück. Der Wind ist scharf und kalt, die Häuser, der Himmel, die Straße, alles grau, doch es geht mir gut, ich freue mich auf England.
Tim hält meine Hand und schaut zu mir herauf: »Mama, kann ich heute noch zu Ruben?« »Oder er zu uns, wie ihr wollt!« Er lächelt, schlenkert weit unsere Hände vor und zurück.

ENGLAND, alles fügt sich. Corinna, meine Balkonfreundin, kennt eine Frau, die zum Übergang eine Wohnung sucht, ihr Zwischenstopp in meiner ist für uns beide ein Geschenk. Sie kümmert sich um die Pflanzen und zahlt mir anteilig Miete.

Vollgepackt steht am Abend der Abreise mein großer Rucksack im Flur, Stille in der Wohnung, Stille in mir, doch dann flattern die Ängste mit harten Schlägen heran: Alles Illusion, die Worte bestimmt nur leere Hülsen, was habe ich da nur wieder angeleiert? Zum x-ten Mal öffne ich den Rucksack: Alles dabei, alles. Okay. Laut schließt sich der Reißverschluss, sicher lehnt der Sack an der Wand.
Alles meistern wir, Tim kommt aus dem Staunen nicht mehr heraus, als er im Flugzeug etwas zu essen bekommt: »Essen im Flugzeug, Mama?!« Unser Nachbar schmunzelt, Tim isst mit Appetit.
In Heathrow greife ich mit zu viel Schwung nach meinem Rucksack, schräg hängt er an meiner Schulter, ich verliere das Gleichgewicht, doch eine rettende Hand verhindert meinen Sturz. Ein hübscher Mann schmunzelt anerkennend: »Have fun!« Einen Moment lachen wir gemeinsam, dann verliert er sich in der Menge.
Schweiß tritt mir auf die Stirn, wo ist der Busbahnhof? Tapfer halten die Kinder durch und planmäßig steigen wir in London um 21 Uhr in den Bus, der uns in dreistündiger Fahrt nach Cardiff bringt. Wieder zwei Plätze, einen für Tim, einen für Hannah und mich. Der Buggy, zusammengeklappt an unseren Füßen. Erschöpft lehne ich mich zurück, ruckelnd setzt sich der Bus in Bewegung. Tim ist müde, er kämpft gegen die schweren Lider. »Schlaf ruhig, ich weck dich, wenn wir da sind.« Er schließt die Augen, schläft in Sekundenschnelle ein. Hannah kuschelt sich in meinem Schoß zurecht, nuckelt an ihrem Schnuller und gleitet in die Welt der Träume.
Noch ist der Bus erleuchtet, ich starre hinaus in die Dunkelheit und sehe nur mein eigenes Gesicht.

Was, wenn sie mich vergessen? Was, wenn doch alles nur Wunschdenken war, was, wenn es Achtsamkeit unter den Menschen gar nicht gibt? Was, wenn Liebe eine Illusion ist und nur in Märchen vorkommt? Ich bin ein Narr! Scht, still. Eins, zwei, drei, vier … dies hier ist anders, fünf, sechs, sieben, du wirst sehen, acht, neun, zehn, alles wird gut, elf, zwölf, dreizehn …

»Cardiff!« Ich schrecke auf, Hannah erwacht, reibt sich die Augen. »Wir sind da. Tim, aufwachen, komm!« Hektisch packe ich alles zusammen. Bitte, lass sie da sein. Ich schaue aus dem Fenster, sehe wieder nur mich. Der Bus hält an. Beladen mit Umhängetasche, Buggy und Kindern trete ich die Stufen aus dem Bus hinab. Da ergreift mich von der Seite eine Hand: »You've made it.« Schnell bin ich alle Taschen und den Buggy los. Alle werden wir innig gedrückt. Tränen der Erleichterung fließen. Angekommen.

Bob hat für Hannah ein kleines Bett gebaut, einen Kindersitz, einen Hochstuhl, alles für uns bereitet.

Das Englisch ist für die Kinder von Beginn an kein Problem. Hannah ist von Mary voll und ganz begeistert und wackelt ihr auf Schritt und Tritt hinterher. Tim lässt sich von Bob alles zeigen, sie singen, sie lachen. Ich liege auf dem Sofa und schaue zu, unsere wertvolle englische Zeit.

Abends, wenn die Kinder schlafen, fließen im Gespräch mit Mary und Bob die letzen beiden Jahre aus mir heraus, der Wahnsinn, die Angst, die Not, die verlorene Liebe, die verlorene Hoffnung, die Frage nach der Wahrhaftigkeit der Liebe und Hoffnung, die Beerdigung, die Kinder, Mutter, das Studium, meine Träume, auch die Wut und die Enttäuschung, dass er alle Verantwortung mir überlässt, alle meine Gedanken und Gefühle fallen in ihre Geborgenheit.

Wir diskutieren, sinnieren über das Studium, das Leben, sie erzählen von sich. Ich spüre ihre Verbundenheit miteinander und die gegenseitige Toleranz.
In der zweiten Woche starten wir mit Ausflügen ans Meer, das englische Wetter ist besser als erwartet. Ich merke, dass Marys und Bobs Kraft etwas nachlässt. Immer wieder gehe ich mit den Kindern allein auf den Spielplatz, damit auch die beiden ihre Momente der Ruhe haben. Irgendwann taucht die Unsicherheit in mir auf: Wir sind zu anstrengend für die beiden. Die Kinder sind ja ständig dabei, auszuprobieren, was es überall zu entdecken gibt. Ich versuche gutzumachen, entschuldige mich bei Mary, dass wir so belastend sind. Abrupt ergreift sie mit beiden Händen meine Schultern und spricht leise auf mich ein: »Ihr seid keine Belastung, ich mache das wirklich gerne, doch erlaube mir meine Müdigkeit, sie hat nichts mit deiner Person zu tun. Meine Zeit der kleinen Kinder ist lange vorbei, es darf mich anstrengen.« Sie küsst mich auf die Stirn: »Ich bin froh, so froh, dass ihr da seid.«
Ihre Worte stoßen eine Tür auf, von der ich nicht wusste, dass es sie überhaupt gibt.
In der dritten Woche fahren wir zu ihrem Cottage. Ich bin gespannt, bemerke aber auch das erste Heimweh, sehne mich wieder nach Alleinsein, nach eigenem Rhythmus, nach eigenem Ablauf. Die Ausflüge vom Cottage aus sind anstrengend, da wir sehr viel Zeit im kleinen Auto verbringen.
Bob will mir Landstriche zeigen, mit denen er eng verbunden ist und war. Es freut mich, dass er mir diesen Einblick schenkt, doch für Hannah ist es zu viel, immer wieder schaffen wir es nicht rechtzeitig, zu ihren Schlafzeiten zurückzukehren, was zu Geschrei im Auto führt. Ich versuche, sie zu beruhigen, doch ich

bin gestresst und das raubt ihr die Möglichkeit, einzuschlafen. Das Geschrei rüttelt nicht nur an meinen Nerven, auch Bob sitzt in diesen Situationen angespannt hinter dem Lenkrad.
Wir sind seit zwei Stunden unterwegs und ich meine, es wäre vielleicht besser, ins Cottage zurückzufahren, doch Bob meint: »Hier ganz in der Nähe ist eine Stelle, die musst du einfach noch sehen, sie berührt ein jedes Herz.« Ich kann nicht Nein sagen, fühle mich zwischen den Stühlen, seine Freude berührt mich: »Okay.« Wir fahren weiter, Hannah reibt sich die Augen, das Quengeln folgt. Schnuller rein, Schnuller raus, Flasche rein, Flasche raus, nichts ist recht. Ich befreie sie aus ihrem Sitz, hoffe, dass sie sich auf meinem Schoß beruhigen lässt. Hätte ich doch Nein gesagt. Warum will er das jetzt unbedingt? Die Spannung im Miniauto wächst, da nutzt auch kein offenes Fenster. Mary schaut wieder und wieder nach hinten, sie lächelt und versucht, mich aufzumuntern. Bob fährt und fährt, stur den Blick auf dem Asphalt. Endlich, gänzlich erschöpft schläft Hannah auf meinem Arm ein. »Als junger Mann war ich oft an diesem Aussichtspunkt, hier kann man atmen und sehen, ich weiß, es wird dir gefallen, gleich sind wir da.« Er biegt in einen Feldweg, der Wagen rüttelt, besorgt betrachte ich mein Kind, alles, nur nicht aufwachen! Plötzlich hält Bob an, macht den Motor aus. »Es ist nicht mehr weit, kommt!« Wie? Wenn ich jetzt aussteige, geht das Geschrei von vorne los. Das müsste er doch verstehen, er hat doch gehört, wie lange es dauert, bis sie endlich schläft, ich kann mein Kind doch nicht so übergehen. »Ich kann nicht«, flüstere ich: »Sie wacht dann wieder auf, das ist unfair.« Langsam dreht er seinen Kopf zu mir nach hinten. Zorn blitzt in seinen Augen. »Immer dieses Theater. Sie kann

doch nachher wieder schlafen. Jetzt sind wir …« Ich verstehe den Rest des Satzes nicht, der Hall von – dieses Theater – ist der Hall von Vaters Worten, sie klirren in meinem Kopf. Nein! Nicht mehr, nie mehr! »No!«, donnere ich mit aller Macht nach vorn, mein Körper bebt. »So what …«, schreit er. Hannah reißt erschrocken die Augen auf, er schreit mich an, übertönt Hannah, ich verstehe seine Worte nicht, Hannah schreit wie am Spieß, Tim hält sich die Ohren zu, Mary versucht, Bob zu beruhigen, das Miniauto droht zu explodieren. Heftig reißt er die Tür auf und stapft davon.
Hannah und ich schluchzen um die Wette, Mary versucht, mich zu beruhigen. Ich will nur eins: fort.
Nach einer Ewigkeit kommt er zurück, sein Gesicht: gemeißelt.
Schweigend setzt er sich hinter das Steuer und fährt los. Mit jedem Meter, den wir hinter uns bringen, wächst eine Wand aus Eis zwischen ihm und mir.
Angekommen stürme ich ins Cottage, schließe die Tür, will die Enttäuschung, die sich zwischen den Ritzen der Wut hindurchzwängt, nicht fühlen. Es dauert, bis Hannah endlich schläft. Noch vier Tage, dann darf ich heim, denke ich trotzig.
Zögerlich klopft es an meiner Tür, kurz stockt mir der Atem, Mary streckt ihren Kopf herein: »Er meint es nicht so«, sagt sie und ich höre Mutters Worte in Englisch. Alles ist gleich, alle sind gleich, aus dieser Wirklichkeit gibt es kein Entrinnen. Ich will das nicht, ich will diese Muster, diese Mechanismen nicht, ich will ein anderes Leben!
»Mary, ich will kein Verständnis für den Mangel meines Gegenübers mehr aufbringen müssen, ich brauche jemanden, der sagt, was er fühlt, was er denkt und warum er so handelt.« Blass ist

sie, als sie meine Hand ergreift: »Er weiß, dass er nicht richtig gehandelt hat, er kann es mir sagen, dir gegenüber wird er das niemals zugeben.«

Lange starre ich auf die geschlossene Tür. Ist das der Unterschied? Mutter hatte bloß ihre Annahmen, während Bob mit Mary redet, das ist nicht das Gleiche, es sieht nur ähnlich aus. Diese Erkenntnis macht mir Mut, ich wage es nicht, mit ihm zu reden, doch ich wage es, ihm von mir zu schreiben, von den Sätzen meiner Kindheit, von der Hoffnung, dass es auch anders sein kann ... Ich schreibe meine erwachenden Erinnerungen aufs Papier, falte anschließend die Seiten zusammen und schiebe sie heimlich, mitten in der Nacht, unter seiner Schlafzimmertür hindurch.

Angespannt sitze ich am Frühstückstisch, er kommt, schenkt mir ein Kopfnicken, das war's. Ich ringe mit meiner Fassungslosigkeit, mit meiner Enttäuschung, wie konnte ich nur glauben ... Beim Abwasch flüstert mir Mary zu, dass mein Brief ihn sehr berührt hat. Ich will seine Unfähigkeit nicht, ich will nach Hause, will Menschen, die reagieren, und schweige selbst zu dem, was sie sagt. Noch drei Tage, dann ist alles überstanden. Noch am selben Tag fahren wir nach Cardiff zurück, ich flüchte in mein Zimmer, sortiere meine Sachen, will packen, will schreien, will sofort heim, will nur noch eins: weg. Wie soll ich diese Tage überstehen, wie soll es mir gelingen, die Enttäuschung zu verbergen? Eine Hand auf meiner Schulter lässt mich herumfahren. Da steht er, sieht mich an und zieht, bevor er spricht, schwer die Luft in seine Lunge. »I'm so sorry!«, haucht er mir entgegen. Die Welt um mich herum wird weit und wahr. Mein Damm bricht, das Wasser fließt. Er hält mich, wartet, bis alle Kindertränen geweint sind.

Diese letzten drei Tage verfliegen viel zu schnell, sie sind beseelt von einer unschätzbaren Vertrautheit, ich sauge sie auf wie ein Schwamm. Veränderung ist möglich, immer, egal, wie alt, bereit sein, es wagen, den Sprung ins Unbekannte! Wir reden darüber, wir lachen und weinen, wir leben und ich bin glücklich.
Am Abreisetag sitze ich um zehn Uhr morgens im Bus, zigmal haben wir uns versichert, dass wir uns wiedersehen, dass es reich war, dieser Besuch, reich für mich, für sie, für uns. Ich schaue hinaus, sie halten sich an den Händen, winken. »Thank you!«, flüstere ich.
Der Bus fährt los.

Auf dem Esstisch ein grosser Strauss Blumen und eine schöne Karte mit dem Wort »Danke«. Freudig erobern wir jeden Raum, Tim schmeißt sich auf sein Bett, Hannah schiebt stolz ihren Kinderwagen vom Christkind, ich lasse mich auf mein Bett fallen, das Leben ist schön.
Alle kommen vorbei, Marvin, Freya, Jutta, sie freuen sich, freuen sich, dass ich da bin. Wie Sahne rinnt dieses Gefühl durch mich hindurch. Mutter kommt auch, sie trägt keine Perücke, ihr Haar ist grau und stoppelkurz nachgewachsen. Sie sieht schön aus und es geht ihr besser, das freut mich. Ich erzähle ihr, dass ich vorhabe, zu studieren. Sie nimmt meine Hand und lächelt aus traurigen Augen: »Du schaffst das. *Du* schon.«
Schweigend sitzen wir am Tisch, jede mit ihren Gedanken, jede in ihrer Welt.
Schnell hat uns der Alltagstrott wieder, Tim geht in den Kindergarten, Hannah und ich haben gemeinsam die Bewerbung um einen Studienplatz in den Briefkasten geworfen. Aufräumen,

kochen, die Tage ziehen vorbei. Eines Mittags, wir sitzen beim Essen, zuckt Tims Auge erneut. Fast verschlucke ich mich. »Was ist?«, frage ich vorsichtig.

»Marie aus meinem Kindergarten hat einen neuen Papa bekommen.« Er schaut mich an: »Am Samstag heiratet ihre Mama den neuen Papa, der heißt Ulf.«

»So, so.« Das Auge zuckt und zieht den Mundwinkel mit.

»Mama, bekommen wir auch mal einen neuen Papa?«

Ich kann mir das Schmunzeln nicht verkneifen. »Einen neuen Papa? Tja, das weiß ich auch nicht. Es gibt leider keinen Supermarkt, in dem Papas in den Regalen stehen.«

Er lacht: »Ein Paparegal und wir könnten einen aussuchen!«

»Papa«, plappert Hannah Tim nach und strahlt.

Abends im Bett, Hannah schläft schon, fragt Tim: »Mama, wie findet man denn in echt einen neuen Papa?«

»Ich weiß das auch nicht so genau. Mit Sicherheit wird keiner mit einem Koffer vor unserer Tür stehen, klingeln und sagen: ›Guten Tag, meine Lieben, ich bin der Neue!‹« Tim kichert. »Stell dir vor, der wäre klein, mit Glatze und Bauch«, sage ich und lache.

»Mama, der sähe dann aus wie Omas Freund.« Kichernd vergraben wir unsere Gesichter im Kopfkissen, damit Hannah nicht aufwacht.

»Hör, Tim, ich hoffe, ich meine, ich wünsche, na, so irgendwie halt ... also, irgendwann werde ich mich vielleicht verlieben.«

»Wie geht verlieben, Mama?«

»Hm, wie das geht? Es passiert einfach zwischen zwei Menschen. Plötzlich ist es da, macht den Bauch ganz warm und lässt das Herz darin hüpfen.«

»Und wenn ich ihn blöd finde?«

»Tja, dann haben wir schon das erste Problem.« Er wippt mit seinen Füßen auf und ab, schaut mich auffordernd an. »Ach, Tim, ich kann dir jetzt noch nicht sagen, wir machen dies und das und dann klappt es. Keine Ahnung. Ich werde dir auf keinen Fall einen vor die Nase setzen, den du wirklich aufrichtig blöd findest. Versprochen! Und du musst ja auch nicht gleich Nein schreien, erst schauen, wie ich!« Er kuschelt sich in meinen Arm.

»Tim, der muss schon unser beider Herz erobern.« Er lacht. »Egal, was kommt, oder wer kommt, dich liebe ich immer, immer, ich schwör's!«

»Mama, singst du mir noch ein Lied?«

»Logo!«

Gedankenverloren stehe ich auf dem Balkon und rauche. »Hallo Lisa! Hör mal, ich wollte dich zu meinem Geburtstag in vier Wochen einladen«, ruft Corinna über den Hof.

»Du hast aber 'ne lange Planungsphase!«

»Tja, man wird nur einmal dreißig. Das will organisiert sein!«

»Ach du meine Güte!« , erwidere ich. »So 'ne Alte hab ich neben mir wohnen!«

»Tja, 'ne Reife! Falls du Probleme hast, kannst du gerne kommen«, antwortet sie und kichert in den Hinterhof. »Ich sage es dir jetzt schon, damit du genügend Zeit hast, um dich mit einem Babysitter auszurüsten.«

»Danke und ich komme gerne!«

Heute ist mir langweilig, Hannah quengelt, ihre Nase läuft, die Wohnung ist aufgeräumt, selbst hinter dem Vorhang im Flur habe ich rigoros entrümpelt, es herrscht Platz, ich lasse den Besen hinter dem Vorhang verschwinden. Wenn ich studieren würde, hätte ich eine neue Aufgabe, ein Ziel, aber ... das Läuten des Telefons reist mich aus meinen Gedanken. »Hallo?«

»Frau Meyerfeld?«

»Ja, ich bin am Apparat.«

»Müller vom SKF.« Mein Herz setzt einen Schlag aus. »Dieser Anruf ist nicht offiziell, Sie werden ein Schreiben bekommen, aber ich, ich freu mich so für sie, denn die Kommission hat heute Vormittag positiv für Ihren Antrag gestimmt. Sie erhalten 6000 Mark. Sind sie noch dran?«

»Ja, ich bin da, ich ...«

»Ist das nicht wundervoll? Und ich finde, Sie haben es so sehr verdient«, setzt sie leise hinterher.

Ihre Sätze hallen nach, wie die Wellen des Meeres, irgendwann begreife ich das Ausmaß und informiere alle – Freude und Jubel überall.

Leichtigkeit zieht ein und füttert die Neugier. Was hat dieses Leben für mich vorgesehen? Oh, ihr Geister, helft! Grinsend falle ich aufs Sofa. Ich wünsche mir Leben, Liebe und Freiheit. Ups, jetzt aber mal langsam. In einem Schwung erhebe ich mich, folge meinem Laster und trete auf den Balkon. Corinna hat Herrenbesuch! Ein großer Mann mit dunklen Haaren. Sie lachen, flachsen, plötzlich bellt's. Hat er einen Hund dabei? Neugierig stelle ich mich auf die Zehenspitzen, kann aber nichts erkennen. Er winkt mit der Hand, das Bellen verstummt. Kurt, Corinnas Freund, kommt hinzu. In der Balkontür bleibe ich stehen, zünde meine Zigarette an. Corinna schlägt dem Großen lachend auf die Schulter, stellt sich auf die Zehenspitzen, zieht ihn am Ohr ... Ich drücke meine Zigarette aus, schließe die Tür.

Freya und ich bummeln über den Kartoffelmarkt in Freiburg, sie sucht Ohrringe für ein bestimmtes Kleid. Die bunten Tücher an den Ständen flattern, Patschuliduft streift uns. Freya bleibt stehen, ich gehe weiter, beim nächsten Stand sticht mir ein Ring mit zwei breiten schwarzen Streifen in die Augen. Zögerlich greife ich nach dem versilberten Stück. »Du kannst ihn gerne probieren!«, sagt eine weiche Männerstimme. Belustigt blicke ich auf: kaltwasserblaue Augen, sein Lächeln, nur für mich. Verlegen grinse ich ihn an. Diese Augen! Längst vergessenes Herzklopfen überfällt mich. Überfordert lege ich den Ring zurück. »Ich bin oft hier«, ruft er mir nach. Die Röte schießt mir ins Gesicht. »Was ist denn mit dir los?«, fragt Freya, als sie mich sieht. »Diese Augen!« »Bitte? Welche Augen, von wem?« Ich erzähle ihr, sie prustet los: »Und dann rennst du weg?«

»Ja, was hätte ich denn sonst tun sollen?« Jetzt müssen wir beide lachen. »Los, geh und kauf wenigstens den Ring!«

Sie schubst mich vorwärts. Wie ein Backfisch fühle ich mich, kaum der Sprache mächtig. Er lacht und gibt mir den Ring günstiger.

»Bis bald«, sagt er und lächelt. Freya drückt mir Hannah auf den Arm: »Jetzt mache ich wie versprochen den Kontrollblick.« Sie dreht sich um und geht schnurstracks zum Stand. Grinsend kehrt sie zurück und hebt den Daumen nach oben: »Optisch nicht schlecht!« Schweigend gehen wir weiter, sie stupst mich in die Seite: »Einen Versuch ist er wert!« Ich werde rot, mein Herz hüpft, wir kichern auf der Kaiser-Josef-Straße.

Der nächste Sonntag ist sonnig und beide Kinder sind bei Mutter, ich habe frei und radle zum Flückiger See, genieße die Sonne auf meinem Gesicht. An »meiner« Kneipe lasse ich das Rad stehen und stelle fest, ich war nicht die Einzige, die diese Idee hatte. Massimo macht seine Rauchpause, ruft mir hinterher und lacht. Ich winke und gehe weiter am See entlang. So blau wie der See sind die Augen des Kartoffelmanns. Jetzt steigere dich nicht rein, ich versuche, mich zu zügeln. Doch die Neugier verleiht mir Flügel, ich werde wieder in der Lage sein, mich zu verlieben. Die Enten zanken sich schnatternd um Brot. Auf der Wiese entlang des Sees spielen einige Männer Fußball, ich mag keinen Fußball, doch sie tollen wie die Kinder und ihr Lachen lässt mich anhalten. Plötzlich bellt ein Hund, die Männer halten inne und grölen: »Auf, du Langschläfer, wir brauchen deine Hilfe.« Das ist der Große von Corinnas Balkon, er winkt ab, lacht und gibt seinem Hund ein Zeichen. Artig legt dieser sich hin, während sein Herrchen den Pullover auszieht. Kurz streicht er dem Hund über den Kopf und rennt aufs Spielfeld. Im Liegen verfolgt der Hund seinen Herrn, als dieser strauchelt, setzt er sich auf. Mit neun hatte ich meinen ersten Hund, dann mit meiner ersten längeren Beziehung einen gemeinsamen, und als Ulli und ich nach Frankreich zogen, habe ich damit geliebäugelt, mir einen anzuschaffen, doch dann ... Ich drehe mich um, folge dem Weg um den See.

Auf dem Rückweg gönne ich mir einen Milchkaffee. Das Wasser glitzert im Sonnenlicht. An den Tischen um mich herum fast nur Pärchen. Bin ich verliebt? Fast wäre mir ein einsames Lachen herausgerutscht. Nein, ich bin neugierig. Schmunzelnd nehme ich einen großen Schluck aus meiner Kaffeeschale und wische mir den Milchschaum von den Lippen. Ich bin neugierig darauf, nur Frau zu sein.

»Lisa?«

Ich drehe mich um: »Nein, Hans, was machst du denn hier?«

Er lacht und setzt sich an meinen Tisch. »Seit vier Wochen wohne und arbeite ich wieder in Freiburg!«
»Nein!«
»Doch! Ich konnte nicht im Norden bleiben, zu kalt.« Er schmunzelt. »Hast du jemals wieder was von Clara gehört?« Ich nicke: »Es geht ihr wohl gut im Norden.« Zu dritt haben wir damals auf derselben Station gearbeitet. »Sag, was machst du hier am Sonntag so ganz alleine?«
»Entspannen!«
»Aha, entspannen, und von was? Arbeitest du noch in der Uniklinik?«
»Nein, ich habe zwei Kinder.«
Er rutscht etwas ab und betrachtet meine Hände. »Verheiratet und Kinder und Haus?«
Ich schüttle den Kopf: »Verwitwet, zwei Kinder, Altbauwohnung mit Dusche in der Küche.«
»Oh!« Er wird rot. Wie früher sein Unterton, wieder einmal zu ironisch, doch seine Neugier ist größer: »Wie ist dein Mann denn ... gestorben? Unfall?«
Ich schüttle den Kopf: »Suizid.«
Er schaut verlegen auf den Boden, rutscht hin und her. Er weiß nicht, was er sagen soll. »Tja, das war sicher nicht einfach.«
»Nein.«
»Hans, kommst du?« Drei Männer und eine Frau stehen an der Tür und warten. »Mach's gut, Lisa.«
Ich lächele: »Du auch, Hans.«
Mit großen Schritten eilt er davon. Was soll ich denn sonst sagen, schießt es mir durch den Kopf. Ob der Kartoffelmann mit den blauen Augen auch davonrennt?

Einige Tage später schlendere ich »rein zufällig« über den Kartoffelmarkt. »Hallo«, ruft plötzlich jemand. Ich schaue auf, seine Augen sind eher grau, denke ich. »Hey, wen hast du denn dabei?« Er streicht Hannah über den Kopf. »Die könnte so alt sein wie die Tochter meiner Liebsten. Zwei, oder?«
»Fast«, antworte ich und denke: Zu spät. Dennoch macht das Flirten Spaß und jetzt kann mir schließlich nichts mehr passieren.
Der Kartoffelmann lacht, macht Zaubertricks und erzählt vom Leben als Standbesitzer.

»Ach, Freya, ich hätte so gerne einen Mann!«, sage ich, ohne nachzudenken. Freya hustet ihren Rauch hinaus: »Wird ja auch mal Zeit.«

»Hallo ihr da drüben!«, ruft Corinna, die ebenfalls mit ihrem Besuch draußen raucht. »Einen Mann hättest du also gerne!«, sagt Freya. »Psst! Nicht so laut!« Verschwörerisch zieht sie ihre Augenbrauen hoch. »Einen Mann also!«, flüstert sie.
»Ja!«
»Und?«
»Was, und?«
»Wo ist das Problem?«
Ich verdrehe die Augen: »Ha, ha! Die sind doch in meinem Alter alle belegt, siehe Kartoffelmann.«
»Nicht so laut!«, meint sie grinsend.
Abwinkend antworte ich: »Wo soll ich denn einen finden?« Ich schaue über die Balkonbrüstung: »Hier ist keiner. Verstehst du?«
»No problem!«

Sie geht in die Küche: »Ich habe ein ähnliches Problem, ich suche einen größeren Hasenstall!«

»Bitte?«, frage ich verstört und höre sie kichern, dann kommt sie und wirft die *Zypresse* auf den Tisch. »Ich suche einen gebrauchten größeren Hasenstall, du einen neuen Mann und hier«, sie tippt mit dem Finger auf das Anzeigenblatt, »kann man finden, was das Herz begehrt.«

»Ich kann doch nicht auf eine Anzeige antworten!«

»Klar kannst du!« Wir drehen dem Hof den Rücken zu und schlagen die Kontaktanzeigen auf: Er sucht Sie. »Na dann mal los«, meint Freya. »Du willst doch einen, der etwas älter ist und über das Leben Bescheid weiß, oder?«, fragt sie glucksend. »Hier: Intelligenter, attraktiver ER, 36 Jahre jung, sucht eine devote, schlanke Sie.« Prustend lacht sie los: »Den müsstest du mal anschreiben! Devote Sie! So ein Sack!«

»Psst, nicht so laut. Nachher versteht noch einer, was wir hier lesen, wie peinlich!« Mein Blick huscht zu Corinna, sie ist ins Gespräch vertieft.

»Hör dir das an, Freya: ›Kuschelbär sucht Bärin, für alles, was zu zweit Spaß macht.‹ Und die: ›Bobbycar sucht fesches Mädel zum Mitfahren, bin 46, aber jung geblieben!‹«

»Meine Güte, alles, was nichts abbekommen hat, versucht verzweifelt, jemanden zu finden.«

»Aber das, das wäre doch was«, meint Freya ernst. »Junger Mann mit 12-jähriger Tochter sucht Partnerin, ebenfalls mit Kind!«

»Hm«, meine ich und lehne mich zurück. »Das wäre natürlich gar nicht dumm.«

»Mhm!«, grinst Freya mich an.

»Aber, was soll ich denn sagen? Etwa: Hallo, ich heiße Lisa, mein Mann hat sich erhängt und ich such jetzt einen Neuen? Da hab ich bestimmt die besten Chancen.« Wir kichern in unsere Hände. »Na, jetzt weißt du wenigstens, was du erst mal nicht sagen sollst«, sagt sie lachend und klopft mir auf den Rücken: »Oder sagen kannst, wenn er dir nicht gefällt.« Glucksend mache ich ein Kreuzchen.

Wir durchblättern die Tierabteilung, ein Stall ist drin, Freya ruft an, er ist noch zu haben.

Freya ist fort, erneut lese ich die Anzeige. Warum eigentlich nicht? Ohne groß nachzudenken, schreibe ich auf eine Karte: ›Bin 28, Mutter von zwei Kindern, würde dich gerne kennenlernen.‹ Telefonnummer dazu, fertig.

Am nächsten Morgen, auf dem Weg vom Kindergarten nach Hause, werfe ich die Karte ein und suche anschließend mit Hannah nach den aussortierten Kleidern von Tim, vielleicht ist etwas dabei, was ihr passt. Vollgestopft ist der Holzverschlag im Keller, Ullis Sachen, das Zeug vom Umräumen, einfach voll. »Also, Hannah, mit dir kann ich hier nicht anfangen, den Karton zu suchen, nachher fällt dir noch was auf den Kopf.« Vorsichtig blicke ich zum Balken hinauf, nur wenn man weiß, wo die spinnwebelose Stelle war, kann man sie erahnen.

Sperrmüll ist des Rätsels Lösung. Mittags, nachdem Tim nach Hause gekommen ist, sage ich ihm, was ich vorhabe: »Tim, ich will die Sachen von Ulli aussortieren und auf den Sperrmüll werfen, also das Bett und die Matratzen, das kleine Sofa.«

»Alles?«

»Nun, Dinge, die mir wichtig sind, nicht, und auch nicht seine Bilder, die er gemalt hat. Willst du mir helfen oder dir was aussuchen, etwas, was dir vielleicht wichtig ist?« »Ich hab doch seinen Rasierer und den Pinsel«, meint Tim, rennt in sein Zimmer und holt die Kiste mit dem Rasierpinsel und dem Rasierapparat: »Schau, da!« »Gut, wenn Hannah schläft, gehe ich mal in den Keller hinunter und sortiere die Sachen für den Sperrmüll.«

Eigentümlich, fremd und doch so vertraut fühlt sich alles an, das Holz, die Kleider, sein Schreibtisch. Ganz hinten entdecke ich unser Papageienbild, wir hatten es zur Hochzeit bekommen, es hing unter dem Hochbett, über dem Sofa. Auf einen Zettel schreibe ich: »Zu verschenken«, trage es hoch und stelle es auf die Straße. Jemand, der nicht weiß, was die Papageien gesehen haben, wird seine Freude daran haben.

Seine Kleider riechen nach feuchtem Keller. Einen Rotkreuzsack nach dem anderen fülle ich. Er tut mir leid. Es tut mir leid, leid, dass Leben für ihn nicht möglich war.

»Hallo«, sagt eine Männerstime am Telefon.

»Äh, hallo?«, äffe ich den Unbekannten nach.

»Ja! Sie haben auf meine Anzeige geantwortet!«

Woher soll ich das wissen, schießt es mir durch den Kopf. »Oh, äh, ja, kann sein!« Meine Güte, reiß dich zusammen. Räuspernd versuche ich, Zeit und klare Gedanken zu gewinnen. »Und?«, ist alles, was ich sagen kann.

Überlegen lacht er halblaut in den Hörer: »Na, ich dachte, vielleicht sollten wir uns mal treffen!«

»Ach so! Na klar, warum auch nicht!« Wenn ich mich höre, könnte ich mir auf die Zunge beißen.

»Tja, soll ich was vorschlagen?«, fragt er gelassen.

»Mhm!« Super! Ich spüre die Hitze auf meinen Wangen.

»Na dann, wie wär’s mit morgen Abend um 20 Uhr in der Osteria?«

»Ja, gut, bis dann.«

»Hey, Moment, damit du mich auch erkennst: Ich trage fast immer Lederklamotten, bin eins siebenundachtzig und habe schwarze Locken«, meint er lässig und hängt ein, bevor ich sagen kann, dass ich nur sieben Zentimeter kleiner bin.

Hastig wähle ich Freyas Nummer. »Freya! Hilfe! Stell dir vor, der Typ hat angerufen.« Sie hört überhaupt nicht auf zu lachen, versichert mir, morgen Abend auf die Kinder aufzupassen.

Erneut klingelt das Telefon. Jetzt ruft er an und sagt lieber gleich ab, schießt es mir durch den Kopf.

»Ich bin‘s, Brigitte.« Ullis Schwester, ihre Stimme leise, seit der Beerdigung hatten wir keinen Kontakt mehr. »Wie geht es dir?«, frage ich.

»Ach«, seufzt sie, »Mutter ist wieder der Depression verfallen, sie wollte sich neulich umbringen, doch wir haben sie gefunden, ein Warnschuss! Aber wir haben ja schon alles probiert, sie will nicht in Therapie, reden will sie auch nicht, seit Neuestem findet sie Gefallen an den Mormonen. Nun, wenn’s hilft.«

Brigittes Stimme klingt resigniert. Ich bin froh, dass ich damals meinem Impuls gefolgt bin. Keinen Kontakt wollte ich zu Ullis Mutter haben, da wir uns schon zu seinen Lebzeiten nicht verstanden und nur begrenzt tolerierten. Ich seufze, wenn die Kinder groß sind und den Kontakt wollen, dann bin ich ihnen behilflich.

»Lisa, ich brauche deinen Rat, ich weiß nicht weiter, deshalb rufe ich an.« Ich spüre, wie ihre Worte mir schmeicheln, mich weich und aufmerksam machen: »Was ist los mit dir?«

»Es ist Maren, sie macht mir Kummer. Sie weigert sich zu glauben, dass Ulli tot ist.« Ihre Stimme wird leiser: »Vielleicht hätte ich sie doch auf die Beerdigung mitnehmen sollen, sie hätte ihn sehen müssen, ich habe so versagt.« Ihr Schluchzen dringt in meine Wohnung.
»Brigitte, du konntest nicht anders, hast du ihr das gesagt?«
»Nein.«
»Zeig dich ihr.«
Brigitte schluchzt: »Ich weiß nicht, was ich ihr sagen soll.«
»Sag ihr, warum du sie nicht mitgenommen hast.«
»Das habe ich schon«, antwortet sie zornig. »Das hilft nicht.«
Ihre zornige Stimme trifft meinen Nerv, auch wenn ich weiß, dass sie nicht mich meint. »Was genau hast du ihr gesagt?«
»Dass ich glaubte, dass es für sie besser war, nicht mitzukommen.«
Ich atme tief, um ruhig zu bleiben: »Brigitte, sag wenigstens mir den wahren Grund. Warum hast du sie damals tatsächlich nicht mitgenommen?«
Sie schweigt.
»Was war der Grund, Brigitte!«
Sie weint: »Ich konnte ihr Leid nicht ertragen, ich habe mich so davor gefürchtet.«
»Ja«, flüstere ich, »das musst du ihr sagen, damit ihr beide eine neue Chance bekommt.«
Sie schnäuzt sich, wir schweigen. »Danke«, sagt sie irgendwann.
Meinem Impuls, sie einzuladen, zu reden und zu unterstützen, folge ich nicht.

Pünktlich und grinsend kommt Freya zum Sitten und schiebt mich, die ich schon fix und fertig an der Tür stehe, hinaus. »Viel Spaaaßßß!«, hallen ihre Worte hinter mir her. Was mach ich nur, denke ich, als ich mit klopfendem Herzen die Kneipe betrete. Was hat er gesagt, er sei so und so groß, hier sitzen alle. Dunkle Locken, Lederklamotten – im Eck ein Mann an einem Zweiertisch, auf den die Beschreibung passen könnte. Lässig hat er die Beine übereinandergeschlagen, liest Zeitung. Ich könnte jetzt einfach gehen, schließlich weiß er ja nicht, wie ich aussehe.

Los jetzt, probiere es aus. Unsicher klopfe ich auf die Tischplatte. »Oh, hallo!« Sein Blick zur Uhr: »Pünktlich.« Seine Gelassenheit löst komplette Unsicherheit in mir aus. Jeder meiner Sätze beginnt mit »äh, oh« oder stotternd. Keine Frage fällt mir ein, ich fühle mich gänzlich unfähig, während er leger und selbstbewusst mir Fragen stellt. Als ich ihm sage, wie alt meine Kinder sind, zieht er die Augenbrauen hoch: »Die sind ja schon noch sehr klein, ich bin eigentlich froh, dass ich mit meiner Tochter dieses Alter hinter mir habe.« Er lächelt mitleidig, fragt nach dem Vater der Kinder. »Erhängt«, sage ich, er nickt. Ich will nach Hause, will keinen Mann, will meine Ruhe, stotternd finde ich eine Ausrede und fliehe förmlich aus der Kneipe. Draußen an der Ecke bleibe ich stehen, hoch über den Häusern funkeln vereinzelte Sterne. Oh Mann, so geht das nicht!

Kaum schließe ich zu Hause die Tür auf, höre ich Freya: »Das ging aber flott!«

»Viel zu lang! Ich kam mir vor wie ein blondes Hühnchen, du glaubst ja nicht, wie ich gestottert habe vor so viel Souveränität. Oh Mann, wie peinlich. Das hat keinen Wert so, so geht das nicht.« Nach einem Glas Wein, das mir Freya, während ich erzähle, einschenkt, finde ich das Ganze eher zum Lachen: »Das war's erst mal mit Kontaktanzeigen. Hier mit dir Wein zu trinken, macht mehr Spaß!«

HEUTE IST CORINNAS PARTY, doch mein Bedürfnis, mich unter Menschen zu mischen, hält sich schwer in Grenzen. Jutta und Ruben kommen, sie beide schlafen hier, es ist schon neun und ich sitze immer noch mit Jutta in der Küche und erzähle ihr von meiner Kontaktanzeige. Sie lacht und erzählt mir, dass sie es auch schon mal versucht hat. Musik von drüben dringt zu uns. »Jetzt komm, geh schon!«, sagt sie und klopft mir auf den Oberschenkel. Das Geschenk und mein Büffetbeitrag stehen auf dem Herd.
»Los, so 'ne Party, grad ums Eck, das gibt's nicht alle Tage!« Schwerfällig stehe ich auf. »Ich kenn doch keinen, das wird bestimmt langweilig.«
»Los jetzt, du Nörglerin, auf!« Jutta trägt meinen Salat zur Tür, drückt ihn mir in die Hand: »Wenn es wirklich ganz langweilig ist, bist du ja gleich wieder zu Hause.«
Corinnas Haustür steht offen, im Flur lautes Stimmengewirr und Lachen. An der Wohnungstür angekommen, öffnet diese sich wie von selbst, verrauchte Musikluft schlägt mir entgegen. »Hey! Hallo Lisa, super, dass du kommst!« Corinna nimmt mich in den Arm. »Alles Gute.« Sie lacht: »Danke, den Salat bitte ins hinterste Zimmer und Getränke gibt's in der Küche.«
»Und das Geschenk in deine Hand?« Sie grinst und nimmt es entgegen. Ich kämpfe mich durch die Menge, im Tanzzimmer schiebe ich mich durchs Gedränge. »Mensch, Lisa!«, brüllt mir von rechts jemand ins Ohr. »Du hier? Super!«

»Marina, du! Ich komme gleich«, sage ich und zeige auf die Schüssel. Marina hat mit mir und Jutta die Krankenpflegeausbildung gemacht. Im Flur schreien wir uns lachend die Worte zu. Corinna kommt mit einem Glas Sekt in der Hand zu mir. »Hier!«, schreit sie. »Auf dich, du Alte!« Sie lacht, droht mir mit dem Finger: »Dich erwischt es auch noch!«

»Noch lange nicht!«, pruste ich. Neue Gäste bringen frische Luft und Essen herein. Marina stupst mich an, deutet zur Decke: Oh, eine Schüssel, wow. An der Schüssel ein Arm, daran der Große mit den dunklen Haaren. Er schaut mich an, lacht mir zu, sagt: »Ach, hallo!« Röte schießt mir auf die Wangen. Er bleibt kurz stehen. »Ganz schön voll hier.« Schalk in seinen Augen, ich schaue auf den Boden, die Röte bleibt. »Kennst du den?«, fragt mich Marina. »Nein, äh doch, nur vom Sehen.« Aber woher kennt der mich? Bin ich ihm aufgefallen? »Oh, Marina, dieses Lied!« »Geh nur.«

Die Musik nimmt mich mit, als ich die Augen aufmache, schaut er zu mir herab, lacht. Verlegen wische ich mir den Schweiß von der Stirn. »Hier oben ist es noch wärmer!«, sagt er. Ich bin ja nun nicht gerade klein, aber bis zur Zweimetermarke, die er bestimmt hat, fehlt mir doch etwas. Er zwinkert, hebt meine Hand in die Luft. »Und?«, fragt er schelmisch. »Warm.« Wir lachen, tanzen, er bleibt.

Die Musik ist schon lange aus, wir sind die Letzten auf zwei blauen Stühlen, ich habe das Gefühl für Zeit gänzlich verloren. Er weiß von Corinna alles: von Ullis Tod und dass wir erst kurz davor eingezogen waren. »Neulich warst du doch auch am Flückiger See, nicht?« Er lächelt über das ganze Gesicht, mir fehlen die Worte.

Plötzlich steht Corinna, beide Hände in die Hüften gestemmt, vor uns: »Also, ihr zwei Süßen, ich will jetzt ins Bett. Marius, geh

doch bei Lisa noch einen Kaffee trinken.« Er schlägt sich sacht, aber bestimmt auf die Schenkel: »Das ist eine gute Idee, oder hast du keinen Kaffee? »Do... doch«, stottere ich. »Na dann, Bussi, ihr zwei, und tschüss!« Es regnet, wir rennen ums Eck. »Also, ich weiß gar nicht, wo wir uns hinsetzen können, Jutta schläft hier und in allen Zimmern sind Kinder verteilt.« Er grinst: »Und in der Küche, schläft da auch jemand?«
»Klar, der Hauskater«, antworte ich lachend.
Wir trinken im Morgengrauen Kaffee und reden über uns. Er ist Student, lebt in einer WG, ich kann manchmal gar nicht richtig zuhören, so fasziniert bin ich von seinen warmen braunen Augen. Wenn er es merkt, lacht er und schweigt.
Auf dem Balkon rauchen wir noch eine Zigarette. Es regnet immer noch. »Kannst du mir eine Regenjacke leihen? Ich bin mit dem Fahrrad da.« Zu witzig sieht er aus in der engen pinkfarbenen Jacke! Als er fort ist, ist von Müdigkeit kaum etwas zu spüren, zu aufgeregt hüpft mein Herz im warmen Bauch.
Dumpf höre ich Jutta in der Küche mit den Kindern frühstücken, sie lässt mich weiterschlafen. Um zehn halten sie es nicht mehr aus und stürmen in mein Zimmer. »Wie war es?«, fragt Jutta. »Sehr schön!« Sie lacht, zieht die Augenbrauen hoch: »Dann war die Männerstimme heute Nacht doch nicht Teil meines Traums?«
»Nein, es war pure Realität!« Wir prusten wie Teenager, albern herum.
Als wir später auf dem Balkon eine rauchen, bekomme ich keine zusammenhängenden Sätze heraus: Zu jung! 26! Student! Sozialarbeit Evangelische Fachhochschule! Keine Ahnung vom Leben mit Kindern! Unglaublich tolle Augen, ein Lachen, leise

und laut! Oh mein Gott, was tun?« Jutta hält sich vor Lachen den Bauch: »Wie wär's mit Anrufen?« »Ich?«

»Ja, du.«

»Nein! Außerdem habe ich seine Nummer nicht.«

»Wie?«

»Ja, ich mein, ich war so aufgeregt, ich kann doch nicht an alles denken, aber er hat meine Regenjacke!«

»Warten!«

»Er weiß, dass ich dienstags nach dem Arbeiten immer ins *El Pi* gehe.«

»Na dann, der nächste Dienstag kommt bestimmt.«

Schnell zähle ich: Zweimal schlafen, okay, das geht.

DER SPERRMÜLL wird am Dienstag abgeholt, Marvin hilft beim Raustragen. Ich erzähle ihm von Marius und seinen Augen. Er freut sich und drückt mir die Daumen für heute Abend. Anschließend flucht er beim Schleppen der Möbelstücke.

»Marvin, was mache ich nur mit Ullis Fahrrad, ich weiß niemanden, der es brauchen könnte.« Marvin tritt ans Fahrrad, wischt den dicken Staub vom Sattel. »Kann ich es haben?« Verwundert schaue ich ihn an. »Du? Fährst du wieder?« Er nickt.

»Gerne kannst du es haben.«

»Danke!«

Der ganze Gehweg steht voll und der Keller hat seine Geräumigkeit zurückgewonnen. Anne kommt, ich gehe arbeiten. Während der ganzen Zeit, die ich hier arbeite, sind mir nicht so viele Gläser zu Bruch gegangen wie heute Abend. Kommt er oder kommt er nicht? Endlich sind die letzten Gäste gegangen, später als sonst werden wir fertig. Hoffentlich ist er noch da.

Musik und Rauch schlagen mir entgegen, was tun, wenn er da ist? So tun, als wäre es normal? Zufall? Ich trete ein, da steht er, ein leeres Bierglas in der Hand. Er entdeckt mich, ein Lächeln zieht über sein Gesicht. Bleib ruhig, sag lieber nichts, denke ich und gehe auf ihn zu. »Auch hier?« Halt doch den Mund, denke ich. Er grinst. »Ja, auch ganz zufällig wie jeden Dienstag«, sagt er, lacht und nimmt mich in den Arm.

Glücklich aufgeregt schleiche ich in dieser Nacht in meine Wohnung, vorsichtig lege ich mich neben Tim in mein Bett, doch meine Unruhe schreit im stillen Raum. »Mama, was ist?«, fragt Tim verschlafen. Noch nie ist er aufgewacht, wenn ich nach dem Arbeiten nach Hause gekommen bin. »Nichts Schlimmes, Tim, ich bin nur aufgeregt.«

»Mhm.« Er kuschelt sich unter die Decke, schläft weiter.

Ich liege wach, freue und fürchte mich zu gleichen Teilen.

Was tun, wenn das Flattern des Herzens im Bauch keine Ruhe findet? Was tun, wenn das, was man sieht, falsch oder nicht passend erscheint? Was tun, wenn der Verstand Dinge schreit wie: Der ist zu jung, der hat doch keine Ahnung von Kindern, der weiß nicht, was es bedeutet, eingeschränkt zu leben, nicht jeden Abend auf Partys können ... nicht in Ruhe Zeitung lesen, ausschlafen, weggehen, nichts ... die Gedanken toben durcheinander und gleichzeitig flattern tausend Schmetterlinge durch meine Küche.

»Mama, was ist mit dir?«

»Warum fragst du?«

»Weil du so ... so fröhlich bist.«

Lachen muss ich, als ich in Tims Gesicht schaue und merke, dass ich tatsächlich geglaubt habe, er würde meinen Zustand nicht bemerken. »Wie gehe ich mit den Kindern um?«, hatte ich meinen Therapeuten in einer der letzten, noch ab und an stattfindenden Stunden gefragt. »Sollen sie es mitbekommen?« Er lachte und fragte mich, ob ich allen Ernstes glauben würde, es sei nicht spürbar, dass ich verliebt bin. Es gilt, wie immer: Wenn Tim fragt, erhält er eine wahre Antwort. Aber was, wenn es nicht hält? Wenn es wieder vorbeigeht und er wieder einen Abschied erleidet? Er nickte. »Ich verstehe Ihre Bedenken, und hätten Sie jede Nacht oder alle drei Wochen einen anderen Mann ... würde ich Ihnen diesen Rat vielleicht nicht geben, aber wenn es zu Ende geht, wenn er Verlust erleidet, dann ist er nicht allein und er hatte das Ganze dazwischen.«

»Tim, mein Herz hüpft im warmen Bauch.«

Dunkel schaut er mich an. »Er heißt Marius.«

»Ist der nett?«

»Ich finde ihn ganz nett.«

»Aber ich weiß noch nicht, ob ich ihn nett finde.«

»Nein, aber du wirst ihn kennenlernen, bald.«

Mutter hat es sofort gemerkt, immer wieder hat sie mich von der Seite angestupst und gesagt: »Da ist doch was, du wirkst so anders.«

Ich lächle sie an. Sie hält sich kurz die Hände vor den Mund.

»Ist er nett?«

»Sehr.«

»Ach, Kind, pass bloß auf die Kinder auf, die sollten das noch nicht mitbekommen.«

»Ach, Mutter.«

»Ach, Kind.«

»Oma, spiel mit uns!«

»In zwei Wochen wird er für vier Wochen nach Rumänien gehen, er baut dort Häuser aus, in denen Kinder aus Heimen in Wohngruppen leben können.«
»Das macht er? Jetzt, wo ihr euch grad erst kennengelernt habt?« Sie zieht die Augenbrauen hoch. »Also, ich ...«
Die Saat ihrer Zweifel fällt in mein Herz.
Woran merkt man, dass man tatsächlich geliebt wird? Ich kann nichts mehr trennen: Bedeutet es, dass er mich weniger liebt, wenn er fährt, seine Dinge tut, obwohl wir uns gerade erst kennengelernt haben? Dass ich nicht wichtig bin? Ist diese Gedankenwelt nun meine oder Mutters? Wenn wir uns treffen, stellt sich die Frage für mich eigentlich nicht, doch die Saat gedeiht. Was mich rettet, ist: Ich spreche es aus. Er verurteilt nicht, nicht die Gedanken, nicht die Möglichkeit, dass man die Welt auch so betrachten kann. Doch er sagt: »Wenn du tatsächlich meine Liebe an der Fahrt nach Rumänien misst, dann leben wir in zu verschiedenen Welten.«
Ich warte, warte auf Erkennen, auf das Erkennen meiner Welt.

TIM WILL MARIUS KENNENLERNEN. Wir haben darüber gesprochen, auch Marius hat Sorge: Was, wenn ich nicht bleibe, habe ich den Kindern dann Schaden zugefügt?
»Tim, Marius hat einen Hund, den bringt er morgen mit.«
Erschreckt schaut er mich an: »Den darf er aber nicht mitbringen!«
»Es ist ein alter lieber Hund.«
»Nein, keinen Hund hier rein.« Tim fürchtet nichts mehr als Hunde.

»Tim, wenn Marius den Hund nicht mitbringen kann, dann ist das so, als ob ich nur Hannah mit zu ihm nehme und dich nicht. Sein Hund ist alt und ganz, ganz brav, du kannst mir glauben.«

Schmollend geht er zum Zähneputzen, heute will er kein Lied hören.

Als Marius am nächsten Mittag läutet, flüchtet Tim trotzig und ängstlich auf die Sofalehne. Marius kommt mit Balu herein, gibt sein Handzeichen, Balu sitzt. Tim schaut von einem zum andern.

»Balu ist ein alter Hund und hört nichts mehr, deshalb schaut er immer, wo ich bin und wenn ich mit der Hand von oben nach unten winke, dann setzt er sich. Das heißt: ›Sitz!‹« Tim nickt mit offenem Mund. »Willst du es mal versuchen?« Marius stupst den Hund an, folgsam steht dieser auf. »Darf ich mich zu dir aufs Sofa setzen?«

Tim nickt, ohne den Blick vom Hund zu wenden.

»Okay, jetzt gib ihm das Handzeichen.«

Vorsichtig macht Tim das Zeichen nach, der Hund setzt sich. Marius springt auf, streichelt ihn. »Das hat er doch gut gemacht?« Tim lächelt unsicher. Balu streckt sich aus und schläft. »Er ist müde, siehst du, er schläft, wenn wir noch einen Moment warten, dann schnarcht er gleich.« Tim lacht: »Echt?« Und tatsächlich, kurz darauf schnarcht der Hund in meinem Wohnzimmer.

An Marius' Hand traut Tim sich vom Sofa und zeigt ihm sein Kinderzimmer. Ich höre, wie er ihm das Schulterspringen erklärt. Marius wiederholt alles. »Okay, aber das ist schon ein wenig unheimlich, versprich mir, langsam zu machen, gerade, wenn du auf meiner Schulter aufstehst.«

»Mama, Mama, schnell!«, schreit Tim aufgeregt. Als ich ins Zimmer renne, strahlt er über das ganze Gesicht, denn von Marius' Schultern kann er mit den Händen die hohe Decke berühren.
»Ich zähl jetzt«, ruft Tim.
»Moment noch! Meine Beine sind noch zusammen.« Tim kichert.
»Okay, Tim, jetzt.«
»Eins ... zwei ... drei!« Mit ausgestreckten Armen lässt Tim sich nach vorn fallen und schaukelt laut lachend zwischen Marius' Beinen hin und her. »Mehr, mehr!!«
Hannah ist neugierig, sie hat keine Angst vor Balu, im Gegenteil, immer wieder muss der alte Herr mit ihr den Rundlauf gehen und sie hält ihn dabei energisch am Halsband fest.
Es läutet, erstaunt schaue ich die Treppen hinab, Mutter kommt schwer schnaufend herauf. »Ich war gerade in der Stadt, ich dachte, ich komme kurz vorbei, stör ich?«
»Äh, nein, ich meine, Marius ist da.«
»Ach! Na, ich geh gleich wieder, aber verschnaufen darf ich noch, oder?« Sie begrüßt ihn lächelnd und mustert ihn von oben bis unten. Hannah zeigt auf Balu und streichelt ihn. »Ach, der arme Tim, der hat doch so Angst vor Hunden!«
Tim klettert zurück aufs Sofa, schüttelt den Kopf und nickt gleichermaßen. »Vielleicht ist das nicht so gut, mit dem Hund ... ich meine ...«
Heimlich gibt Marius Tim das Handzeichen, ein Lächeln zieht über Tims Gesicht, er nickt. »Oma, der Balu ist taub.« Marius stupst Balu an. Tim gibt das Zeichen, Balu setzt sich wieder hin. »Hast du gesehen, der hört auf mich.«
Verlegen lächelt sie und stemmt sich aus dem Stuhl. »Ich geh jetzt wieder, ich wusste ja nicht, dass du Besuch hast.«

Ich widerspreche nicht und begleite sie zur Tür. Im Hausflur winkt sie mich heran und flüstert: »Kind, dieser Mann wird dir nicht guttun, glaub mir!« Ich schaue sie an, in mir hüpft mein Herz im warmen Bauch.

Im Wohnzimmer liegt Marius mit den Kindern auf dem Boden, er liest vor. »Und? Wie findest du sie?«

Er grinst: »Ich bin froh, dass du nicht so bist.«

Zwei Tage später gehen wir zum Bahnhof, Marius steht schon im Zug, da springt er noch mal heraus, hält mit beiden Händen mein Gesicht: »Ich gehe, um wiederzukommen.« Er springt zurück, die Türen schließen, verschwommen sein Gesicht hinter Glas. Wir rennen neben dem Zug her, er winkt, dann fährt der

Zug aus dem Bahnhof hinaus.

Tim ruckelt an meiner Hand: »Mama, gell, Marius kommt wieder?«

»Ja. Ja, er kommt bestimmt wieder.«

Epilog

Die Blätter des Kastanienbaums rascheln im Wind, leicht schaukelt mich die Hängematte hin und her. Nur noch wenige Tage, dann fliegt Tim in die USA. Die Balkontür quietscht, er kommt mit dem Manuskript die Treppe zum Garten hinunter, greift den weißen Korbsessel und setzt sich zu mir. »Diese Version ist jetzt wie eine richtige Geschichte, anders als das, was du mir vor einem Jahr zum Lesen gegeben hast. Jetzt ist es ein Buch.« Er blinzelt gegen die Sonnenstrahlen, die sich durch die Blätter des Baumes drängen. »Ich erinnere mich wirklich noch an das Steckenpferd und wie ich gegen die Tür klopfe ... an manches andere kann ich mich aber nicht erinnern.« Er gibt mir einen Schubs, lächelt: »Das hast du gut gemacht.«

»Fertig!«, mit zwei Sätzen springt Hannah die Treppenstufen in den Garten herab: »Rutsch, Mum!« Sie legt sich mit dem Kopf mir gegenüber in die Hängematte, links und rechts neben mir lange Beine, die eine bequeme Lage suchen. »So«, meint sie, »es ist spannend, etwas über einen selbst zu lesen und keine eigenen Erinnerungen zu haben. ›Meina‹, da musste ich lachen, denn das,

das weiß ich noch, ob nun aus Erzählungen oder selbst.« Sie zieht die Schultern hoch, dann lässt sie ihr Bein aus der Hängematte gleiten und stößt uns an. »Also, ich muss sagen, ich bin froh, dass Marius mein Papa ist.« Schweigend schaukeln wir hin und her, dann atmet sie hörbar ein und sagt: »Wie kann ein Mensch, ich meine, wie kann ein Vater seine Kinder einfach so verlassen? Wollte er nicht wissen, wer wir sind?« Sie schaut mich an: »Dass er nicht wissen wollte, was aus uns wird, Papa könnte das nicht, ich nicht, du nicht ...«

»Ullis Welt war mir lange fremd und fern und, nun, vielleicht war es mir einfach nicht möglich, sie zu begreifen ... und dann, mit den Jahren ... ist sie in den Schatten gerutscht«, setze ich an.

»Hallooo, ist jemand zu Hause?« »Hier hinten!«, gibt Tim seinem kleinen Bruder zur Antwort. Mit erhitztem Gesicht kommt Max auf uns zu. »Ach, ihr habt gelesen«, sagt er und deutet auf den Papierstapel. Tim und Hannah nicken. »Und«, fragt er, »gefällt es euch?« Wieder nicken die beiden. Max lässt seinen Rucksack fallen und setzt sich ins Gras. »Wir reden über Ullis Welt und wie es möglich ist, sich umzubringen und nicht wissen zu wollen, was aus den eigenen Kindern wird«, erkläre ich. Max nickt: »Also, ich finde das einfach blöd, ich kann das auch nicht verstehen.« Er zuckt mit den Schultern, schaut mich an.

»Ullis Suizid war aus meiner Sicht jahrelang ein Nein – gegen mich. Vor ein oder zwei Jahren gab es dann eine Filmwoche zu psychischen Krankheiten. Papa ist mit seinem Kollegen in diese Dokumentation und ich bin einfach mit. Der Film hieß *Raum 4070* und spielte in einem Raum in Potsdam, eben dem Raum 4070. Dort trafen sich mit therapeutischer Begleitung Menschen, die unter der Erkrankung Psychose litten, und auch deren Angehörige.

Tja, und unverhofft erkannte ich wieder, was ich selbst einmal erlebt hatte: die Verzweiflung der Angehörigen ... ihr Ringen um Normalität, wie sie krampfhaft festhielten an der Hoffnung auf Genesung, wie sie die Kranken nicht mehr ertragen konnten. Doch auch die Welt der Kranken wurde sichtbar. Ich glaube, weil so viele Jahre dazwischenlagen, konnte ich mich nun darauf einlassen. Im Mittelpunkt stand ein junger Mann, er hatte so vieles mit Ulli gemeinsam. Er sprach über die Dinge, die er tat: für uns eigentlich wirr, doch in seiner Welt durchaus in sich schlüssig ... Ich begriff, dass er gar nicht gegen seine Eltern handelte, sondern aus seiner verirrten Sicht heraus. Die Tür zu seiner Welt stand plötzlich offen. Ich spürte den engen Raum, in dem er lebte, fühlte sein Leid.«

Die Blätter des Kastanienbaums über uns, ein dichtes grünes Dach. Für einen Moment schließe ich die Augen. »Ja, und dann die Großaufnahme vom Gesicht des Vaters. Stille herrschte in Potsdam und Stille herrschte im Kinosaal. Die Oberlippe des Vaters zitterte mit einer Verzweiflung, die mir so vertraut war. Ich wusste, noch bevor er etwas sagte: Sein Sohn hatte Ullis Weg gewählt. Und ich, ich konnte endlich, endlich beide Seiten spüren. Ich weinte, weinte, um den Toten im Film und den Vater, um Ulli, um mich und alle, die wir Gefangene unserer Räume waren.«

Schweigen im Garten.

»Also, so ganz habe ich das nicht verstanden, ich könnte das einfach nicht tun.« Max steht auf, greift seinen Rucksack: »Ich muss Benny noch anrufen.« Mit seinen elf Jahren dreht er sich um, dies ist nicht seine Geschichte. Schon immer konnte er wählen, ob er zuhören will oder nicht. An der Treppe bleibt er stehen:

»Ich bin froh, dass wir das nicht so machen müssen.« Er lächelt und verschwindet in der Küche.
»Suizid hat so viele Gesichter und Geschichten«, fahre ich fort, »und wir werden nie ganz erfahren, wieso-weshalb-warum, aber ich glaube heute, dass neben dem Gefühl, nicht ausreichend gewesen zu sein, auch ... wie soll ich sagen ... Okay, anders herum: Wenn jeder Mensch ein Raum ist, dann waren bei Ulli alle Fenster und Türen verrammelt, warum auch immer ...«
»Dann sieht man nichts und bekommt nichts mit!«, schießt es aus Hannah heraus.
Tim nickt: »Man sieht nicht, dass vor dem Raum auch zwei Kinder sitzen.«

Wir schauen uns an, schweigen. Schließlich meine ich: »Aus dieser Not heraus war Ullis Handeln seine Wahl, vielleicht auch seine einzige Möglichkeit. Er hat unsere Räume, unser Haus, was wir als Familie bildeten, nicht mehr gesehen oder nur noch am Rande wahrgenommen. Ulli hat sich vor allem gegen sich selbst entschieden.«
Die Hängematte bewegt sich nicht mehr. Abwechselnd betrachte ich die Gesichter meiner großen Kinder. »Seitdem hat Ulli seinen Platz in mir gefunden.« Aufmerksam liegen ihre Blicke auf mir. »Er reiht sich ein in meine vergangenen Lieben, mit der Ausnahme, dass er euer leiblicher Vater ist.« Tim nickt. »Ich hoffe, dass auch ihr für ihn einen Platz in euch findet.«
Hannah lächelt und gibt uns erneut einen Schubs.
Alles braucht seine Zeit.

Danksagung

Ich danke all denen, die mich über die Jahre der Entwicklung dieses Buches in unterschiedlichster Weise unterstützt haben: Euer Lesen, eure Kritik, euer Zuspruch, all das gab mir mit die Kraft, durchzuhalten.

Danke, Bofe, für deine individuellen Strukturmännchen!

Dank an Marion Schweizer, die Lektorin, die mich lehrte, mich triezte und die mir auf den langen Durststrecken eine Wasserspenderin war.

Dank auch dem BALANCE buch + medien verlag, der sich nicht scheute, dieses Thema aufzugreifen. Dank für die persönliche Begleitung, vor allem an Frau Anne Katrin Bläser für ihre treffsicheren Anmerkungen.

Danke, Sonja Oswald, für deine Freundschaft und den Lichtstrahl im Dunkel der Nacht.

Danke, Simon, Kim und Jaro, für euer Vertrauen.

Danke, Markus, für deine Liebe.

Petra Endres

Die richtige Psychotherapie finden

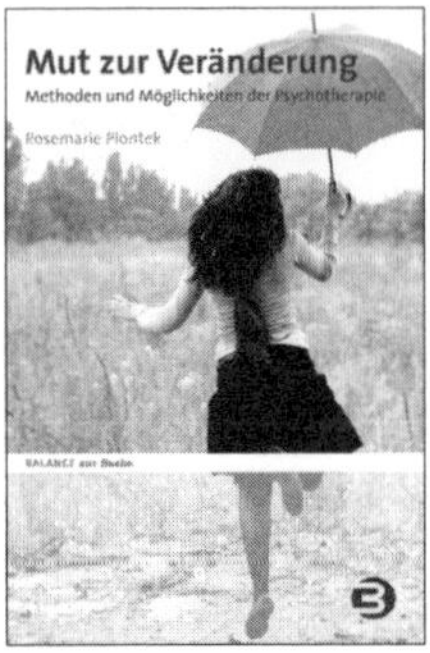

Rosemarie Piontek
Was kann Psychotherapie?
BALANCE zur Sache
ISBN 978-3-86739-038-5

Dieses Buch bietet einen fundierten Überblick über die verschiedenen Verfahren und Zugangswege. Entstanden aus der jahrelangen Erfahrung ihrer psychotherapeutischen Praxis orientiert sich Rosemarie Piontek direkt an den Fragen und Bedürfnissen von Klientinnen und Klienten.

Sie beschreibt ausführlich die verschiedenen Psychotherapieformen und benennt Kriterien, die entscheiden helfen, ob und welche Therapie infrage kommt und wie man die richtige Therapeutin, den richtigen Therapeuten findet. Denn ob Überforderung im Alltag, Scheitern bei der Problembewältigung oder ängstigende oder behindernde Erlebnismuster: bei diagnostizierten psychischen Erkrankungen besteht ein Anspruch auf therapeutische Hilfe.

Die hier gelieferten Informationen und Beispiele aus der Praxis schildern anschaulich, was eine Psychotherapie leisten kann und die Klientinnen, Klienten erwarten dürfen.

Individuelle Hilfe bei Depressionen

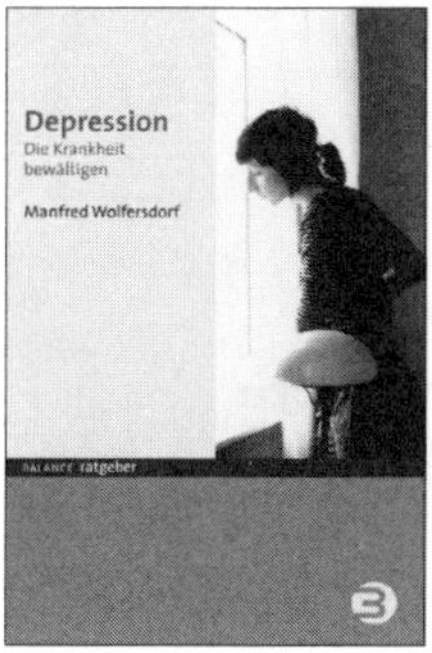

Manfred Wolfersdorf
Depression
Die Krankheit bewältigen
BALANCE ratgeber
ISBN 978-3-86739-027-9

Depressionen sind gut behandelbar, werden allerdings oft zu spät oder gar nicht erkannt. In seinem Ratgeber geht es Manfred Wolfersdorf deshalb zuerst darum, depressives Erleben überhaupt verstehbar zu machen. Denn insbesondere für Angehörige und Freunde liegen hier oft schon die ersten Hindernisse für den konstruktiven Umgang mit den Betroffenen (»Stell dich nicht so an ...«). Und weil bei Depressionen oft schwere, biografisch entstandene Belastungen zugrunde liegen, ist der Blick auf den Lebensverlauf der betroffenen Person unerlässlich für das Verstehen und die Behandlung der Erkrankung. Daneben ist meist eine Medikation erforderlich, doch mit Medikamenten allein ist es nicht getan. Es bedarf immer auch einer psychotherapeutischen Begleitung und weiteren, individuell zugeschnittenen Hilfen für die Stabilisierung.

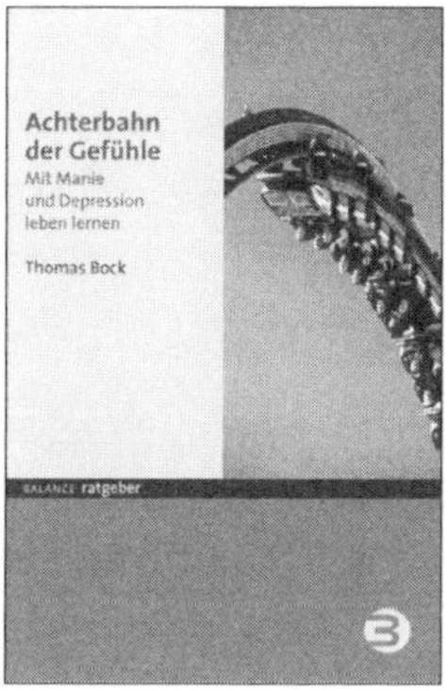

Thomas Bock
Achterbahn der Gefühle
Mit Manie und Depression leben lernen
BALANCE ratgeber
ISBN 978-3-86739-022-4

Dieser Ratgeber beschreibt die Lebensgefühle von Menschen mit manisch-depressiven, auch bipolar genannten Störungen, und macht sie für Außenstehende verständlich. Fallbeispiele zeigen verschiedene Verläufe sowie die dahinterstehenden Konflikte und Lösungsmöglichkeiten. Der Autor beleuchtet biologische, therapeutische und anthropologische Aspekte und gibt Empfehlungen für ein ausgeglicheneres Leben und einen duldsameren Umgang mit sich selbst. Das Buch wendet sich in erster Linie an Betroffene, ist aber auch hilfreich für Angehörige, das Leben mit Extremen gelassener zu nehmen.

BALANCE **buch + medien verlag**
Thomas-Mann-Str. 49 a · 53111 Bonn · Telefon 0228 / 72534-26
www.balance-verlag.de · mail: info@balance-verlag.de

Petra Endres: Wir wollen leben. Suizid in der Familie bewältigen
1. Auflage 2009
ISBN 978-3-86739-042-2

Die Deutsche Nationalbibliothek verzeichnet diese Publikation in der Deutschen Nationalbibliografie; detaillierte bibliografische Daten sind im Internet über http://dnb.d-nb.de abrufbar.

Lektorat: Anne Katrin Bläser, Bonn
Umschlagkonzeption: p.o.l. kommunikation design, Köln,
unter Verwendung eines Fotos von photocase.de
Typografiekonzept: Iga Bielejec, Nierstein
Satz: BALANCE buch + medien verlag, Bonn
Gesetzt aus der Sabon in der HKS-Farbe 90
Druck und Bindung: CPI – Clausen & Bosse, Leck
Zum Schutz von Umwelt und Ressourcen wurde für dieses Buch FSC-zertifiziertes Papier verwendet:

Mix
Produktgruppe aus vorbildlich bewirtschafteten Wäldern und anderen kontrollierten Herkünften
www.fsc.org Zert.-Nr. GFA-COC-1223
© 1996 Forest Stewardship Council
FSC